나의 뇌를 웃게 하고 치매를 예방하는
'진인사대천명 + 3고(GO) 관리법'

▸ **진**땀나게 운동하고
   매일 운동하는 사람은 알츠하이머병이 생길 확률이 80% 낮다.

▸ **인**정사정없이 담배 끊고
   흡연을 시작해 25~30년 정도 지나면 알츠하이머병의 위험이 250% 증가한다.

▸ **사**회 활동과 긍정적인 사고를 많이 하고
   혼자서 외롭게 지내는 사람은 치매에 걸릴 확률이 1.5배나 높다.

▸ **대**뇌 활동을 적극적으로 하고
   TV 시청 등 수동적인 정신 활동만 하면 인지장애에 걸릴 확률이 10% 증가한다.

▸ **천**박하게 술 마시지 말고
   과음과 폭음은 인지장애에 걸릴 확률을 1.7배나 높인다.

▸ **명**을 연장하는 식사를 하라
   비만인 사람이 3년 후 치매에 걸릴 확률은 정상 체중인 사람에 비해 1.8배 높다.

▸ **삼**고(三高)조절하기
   고혈압, 고혈당(당뇨), 고지혈증을 철저히 조절하는 것이 심혈관 질환 및 치매예방에 도움이 된다.

치매예방학습지

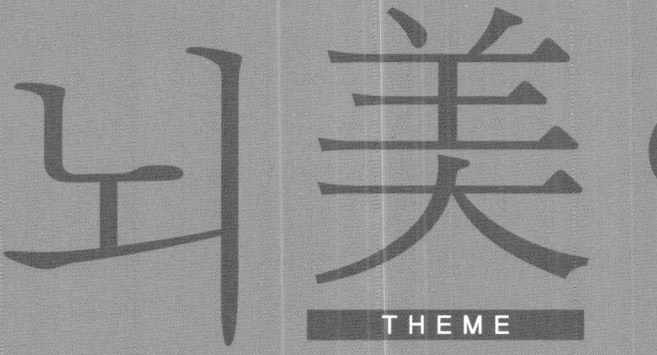

테마편

억지한자 1

− 조은별, 박종신, 나덕렬 지음 −

{ 치매없는 아름다운 뇌 만들기 프로젝트 }

매일 매일 두뇌 트레이닝이 당신의 뇌를 젊게 만듭니다.
얼굴 관리하듯 뇌 관리하여 치매없이 아름답게 살수 있습니다.
오늘 당신의 생각이, 운동이 금연이, 끼니가 뇌미인을 만듭니다.

도서출판 **뇌미인**

책머리에

억지한자 저자 나덕렬 교수가 드리는 말씀

안녕하세요. 치매예방학습지 '뇌미인 트레이닝 시리즈'를 애독해주시는 독자 여러분!
저와 조은별 언어치료사, 박종신 삽화가가 이번에 한자 공부책을 함께 만들었습니다.

3인의 저자가 한자에 대한 깊은 학식을 갖춘 전문가는 아님에도 불구하고 이 책을 만든 목적은
꾸준한 공부습관이 치매에 강한 '뇌인지예비능'을 기를 수 있는 강력한 방법이라는 것을 늘 경험
하고 있기 때문입니다. 우리는 그 방법의 도구로써 한자 학습을 선택하였으며, 독자의 여러분의
'뇌인지예비능' 향상에 효과적인 도움을 주기 위해 이 책을 만들었습니다.

일반인 입장에서 한자를 쉽게 암기하려면 어떻게 해야 하는지 많은 고민을 하여 만들었기에
한자를 처음 배우거나 다시 상기하는 분에게 많은 도움이 될 것이라 기대합니다.
기대 효과는 아래와 같습니다.

첫째, 어르신들은 과거에 한자를 잘 하셨는데, 최근 사용이 줄면서 한자에 대한 신경회로가 잠을
자고 있습니다. 우리가 무언가를 기억해 내는 것은 과거에 구축이 된 신경회로에 다시 불을 켜는
것과 같습니다. 한자 신경회로의 재가동을 돕습니다.

둘째, 우리의 뇌에는 한글 영역과 한자 영역이 따로 있습니다. 한글은 표음문자이고 한자는 표의문자
입니다. 따라서, 한자 공부를 하는 것은 평소 우리가 많이 사용하는 한글 영역 외에 다른 영역 즉,
표의 문자 영역을 활성화합니다.

셋째, 우리가 뭔가를 외울 때 뇌의 한 가지 영역만 사용하면 오래 기억이 안 되지만, 연상 기법을
사용하면 뇌의 여러 영역이 활성화되면서 기억이 오래 남게 됩니다. 한자는 뜻과 이미지로 이뤄진
문자이기에 한자를 암기하려는 노력의 과정에서 뇌의 다양한 영역의 활성화를 기대할 수 있습니다.

넷째, 우리나라 말은 순수한글도 있으나, 대부분 한자에서 유래된 단어들이 많습니다.
한자를 알면 그만큼 정확한 뜻을 알 수 있습니다. 익히 알고 있던 단어의 속뜻을 한자 학습을 통해
알게 되면 일상에서 사용하는 말(용어)의 속맛과 글을 읽는 재미를 풍성하게 느낄 수 있습니다.

다시 한번 말씀드리자면, 두뇌건강을 위해 꾸준히 반복하여 훈련하는 것이 중요합니다.
하루에 20~30분 투자하여 '뇌미인 트레이닝' 억지한자를 꾸준히 공부해나가세요.
손에 연필을 들고 하루 하루 페이지를 채워나가다 보면 잠들어 있던 당신의 뇌세포에 반짝반짝 불이
들어오기 시작할 것입니다.

'뇌미인 트레이닝 시리즈' 독자 여러분의 건강하고 행복한 삶을 기원합니다.

― 나덕렬 드림 ―

억지한자 공부방법

아래의 순서대로 즐겁게 공부해보세요.

1. 한자 사전 테스트

매 주차 마다 본인의 한자 실력을 가늠해 볼 수 있는 한자 사전 테스트가 있습니다.
이 테스트를 사전에 해보셔야 내가 알고 있는 것과 모르는 것을 확인할 수가 있어서 효과적인 학습이 가능합니다. 이것이 소위 말하는 '메타인지' 학습입니다.

2. 한자의 이해를 돕는 그림

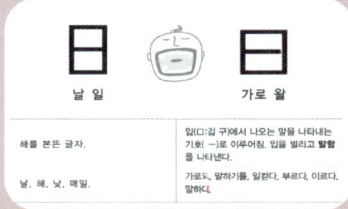

비슷한 모양의 큼직한 한자가 두개씩 배치되어있고 그 사이에 한자의 이해와 암기를 돕는 그림이 삽입되어 있습니다.
큼직한 한자를 눈으로 보면서 아래 칸에 적힌 뜻도 확인해 봅니다.
충분한 여백을 활용하여 직접 그림도 따라 그려보시면 더욱 좋습니다.

3. 억지해석의 활용

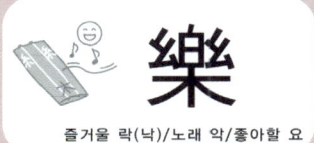

억지해석은 학문적 해석은 아니지만 암기를 돕기 위해 궁리하여 만든 해석입니다. 그래서 억지해석이라고합니다.

억지해석과 그림을 대조하면서 공부하면, 뇌에선 연상작용과 함께 의미와 이미지를 담당하는 부분의 활성화가 일어납니다. 한자의 기억에 도움이 되고 인지능력훈련에도 도움이 됩니다.

4. 빈칸을 모두 채우세요

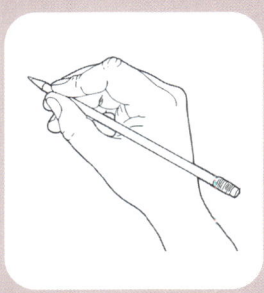

오늘의 한자, 지나간 한자, 활용단어와 기출문제, 매 주차 그림연상 복습, 한자로 문장 채우기, 지난주 한자 복습 등… '뇌미인 트레이닝 억지한자'는 독자가 직접 손으로 쓰면서 채워나가야 할 부분이 많습니다.
재미난 그림과 억지해석을 통해 다양한 연상을 하면서 쓰고 또 쓰십시오.
머리와 손을 쓰는 만큼 뇌는 활성화되고 튼튼해집니다.
꼭 모든 빈칸을 채워나가시고 빈 여백을 활용하시길 바랍니다.

1주 한자 사전테스트
▶ 반드시 하셔야 됩니다! ◀

아래에 나오는 뜻과 음에 해당하는 한자를 써보세요.
테스트 없이 바로 시작하시면 쓸 수 있다고 착각할 수 있습니다.
반드시 사전 테스트를 해보시기 바랍니다.

날 일

가로 왈

밭 전

물고기 어

고기 잡을 어

경계 계

열매 과

사내 남

날랠 용

말미암을 유

기름 유

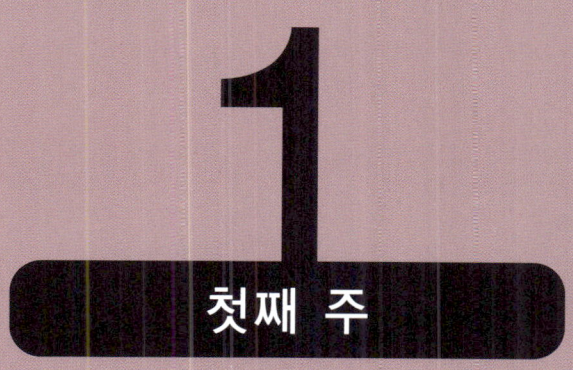

日就月將
일 취 월 장

나날이 다달이 자라거나 발전함

월 요일   첫째 주

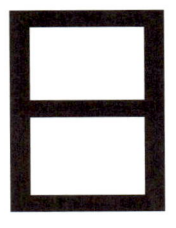   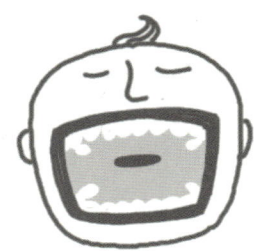   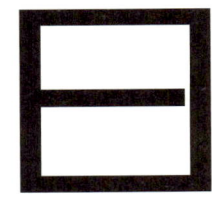

날 일   **가로 왈**

해를 본뜬 글자.	입(口:입 구)에서 나오는 말을 나타내는 기호(一)로 이루어짐. 입을 벌리고 **말함**을 나타낸다.
날, 해, 낮, 매일.	가로되, 말하기를, 일컫다, 부르다, 이르다, 말하다.

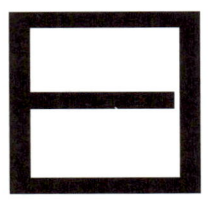   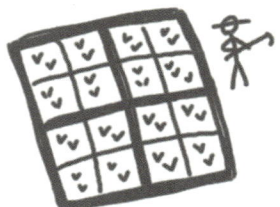

가로 왈   **밭 전**

*잠깐! 가로 왈의 '가로' 란 가로/세로의 길이를 의미하는 것이 아니라 '가로되' 즉 말하기를 뜻한다.	밭과 밭 사이의 도랑을 그린 것이다.
	밭, 경작지, 밭을 갈다, 농사짓다.

여러 번 써보세요.

오늘의 한자

날 일	가로 왈	날 일	가로 왈
가로 왈	밭 전	가로 왈	밭 전

활용단어

생일 生(날 생) 日(날 일): 세상에 태어난 날.

왈가왈부 曰(가로 왈) 可(옳을 가) 曰(가로 왈) 否(아닐 부)
좋으니 나쁘니 하고 떠들어댐.

전원생활 田(밭 전) 園(동산 원) 生(날 생) 活(살 활)
도시를 떠나 전원에서 농사 짓고 사는 생활.

기출문제

▶ 다음 한자와 소리는 같으나 뜻이 다른 한자를 아래에서 골라 그 번호를 쓰세요.

一 (　)

① 曰　② 日　③ 田　④ 口

화요일 첫째 주

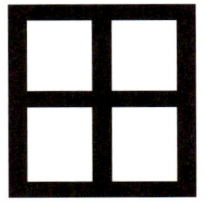  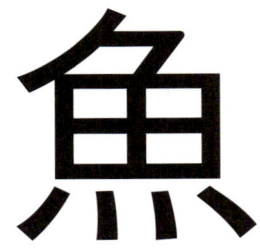

밭 전　　　　　　　　　　　물고기 어

물고기 모양을 본뜬 글자.

물고기, 고기잡이 하다.

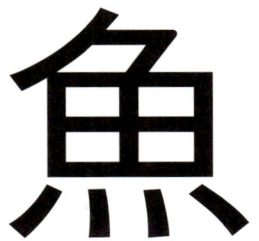 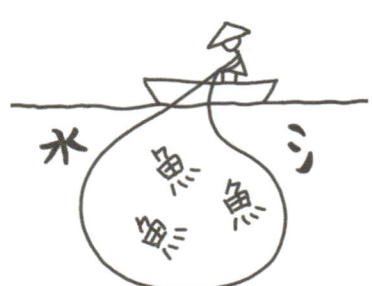 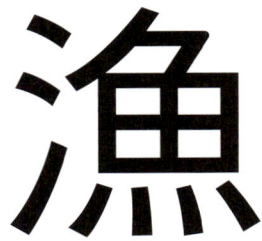

물고기 어　　　　　　　　　고기 잡을 어

물 속(氵:물 수)의 물고기(魚:물고기 어)를 **잡는** 일.

고기를 잡다, 빼앗다, 사냥하다, 어부.

여러 번 써보세요.

오늘의 한자

밭 전	물고기 어	밭 전	물고기 어
물고기 어	고기 잡을 어	물고기 어	고기 잡을 어

활용단어

어선 魚(물고기 어) 船(배 선): 낚싯배.

장어 長(긴 장) 魚(물고기 어)

어부 漁(고기 잡을 어) 夫(지아비 부)

어촌 漁(고기 잡을 어) 村(마을 촌)

기출문제

▶다음 훈과 음에 맞는 한자를 쓰세요.

(1) 물고기 어 (   ) / (2) 고기 잡을 어 (   )

수요일   첫째 주

田 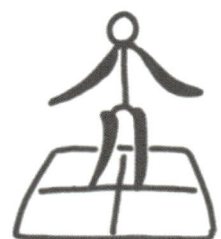 界

밭 전   경계 계

밭(田)사이에 사람이 끼어 있다.
(介: 낄 개) → **경계**.

경계, 둘레, 한계, 사이에 두다, 이간하다.

界 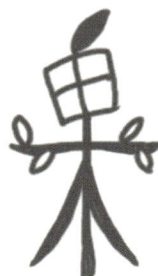 果

경계 계   열매 과

나무(木: 나무 목)에 밭(田: 밭 전)
모양처럼 열매가 열림. → **열매**, **결과**.

열매, 결과, 마침내, 이루다.

여러 번 써보세요.

오늘의 한자

밭 전	경계 계
경계 계	열매 과

지나간 한자

날 일	가로 왈
가로 왈	밭 전

활용단어

세계 世(인간 세) 界(경계 계) : 온 세상.

결과 結(맺을 결) 果(열매 과) : 어떤 원인으로 결말이 생김.

과도 果(열매 과) 刀(칼 도) : 과일 깎는 칼.

기출문제

▶ ( ) 안에 들어갈 알맞은 한자의 번호를 골라서 쓰세요.

  (1) 結 (   ) / (2) 世 (   )

  ① 年 ② 婚 ③ 果 ④ 界

목요일   첫째 주

田	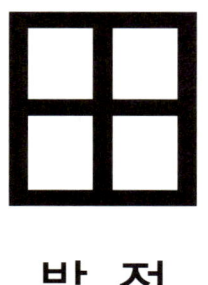	男
밭 전		사내 남

밭(田: 밭 전)에서 힘(力: 힘 력)을 쓰며 열심히 일하는 사람 → **사내**.

사내, 아들, 남자.

男	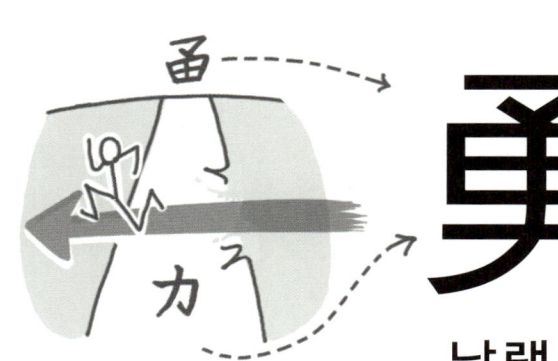	勇
사내 남		날랠 용

길(甬:길 용)을 뚫고 지나갈만큼 힘(力:힘 력)이 강하다 → **용감**하다.

날래다, 용감하다, 과감하다, 결단력이 있다, 강하다, 용사.

여러 번 써보세요.

오늘의 한자

밭 전	사내 남
사내 남	날랠 용

지나간 한자

밭 전	물고기 어
물고기 어	고기잡을 어

활용단어

남녀노소 男(사내 남) 女(여자 녀) 老(늙을 노) 少(젊을 소)
모든 사람.

선남선녀 善(착할 선) 男(사내 남) 善(착할 선) 女(여자 녀)
착한 남자와 착한 여자.

용기 勇(날랠 용) 氣(기운 기) 씩씩하고 용감한 기운.

기출문제

▶ 다음 한자와 반대되는 뜻을 지닌 한자를 쓰세요.

女 ↔ (   )

▶ 다음 훈과 음에 맞는 한자를 쓰세요. 날랠 용 (   )

금요일 — 첫째 주

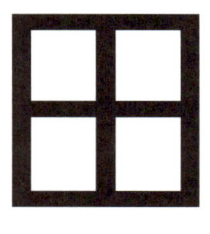
밭 전

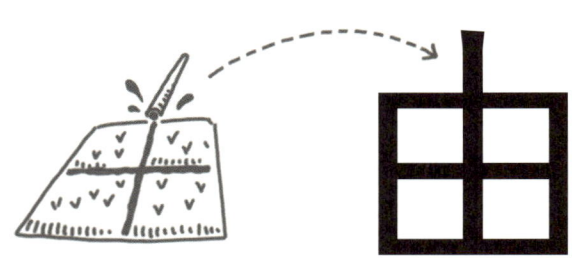

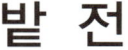
말미암을 유

억지해석

밭(田: 밭 전)에 물이 들어오는 통로.

말미암다, 쓰다, 좇다, 따르다, 행하다, 까닭.

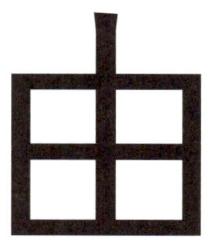
말미암을 유

기름 유

등잔에 불을 밝히기 위해서(由:말미암을 유)는 기름이 필요하니 油자에 쓰인(水:물 수)는 그러한 액체를 표현한 것이라 할 수 있다. → **기름**.

기름, 윤, 광택, 칠하다.

여러 번 써보세요.

오늘의 한자

밭 전	말미암을 유
말미암을 유	기름 유

지나간 한자

밭 전	경계 계
경계 계	열매 과

활용단어

자유 自 (스스로 자) 由 (말미암을 유) : 자기가 뜻하는 대로 함.

석유 石(돌 석) 油(기름 유)

유전 油(기름 유) 田(밭 전) : 석유가 나는 지역.

기출문제

▶다음 문장 중 (　)안의 단어를 한자로 쓰시오.

사우디아라비아는 세계 최대(석유) 수출국이다.

답 : (　　　　)

복습

기억을 떠올려서 써보세요.

첫째 주

월

날 일

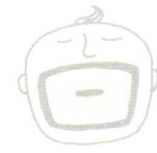
가로 왈

가로 왈

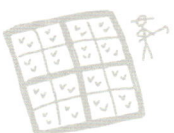
밭 전

화

밭 전

물고기 어

물고기 어

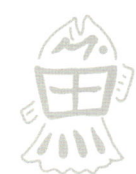
고기 잡을 어

수

밭 전

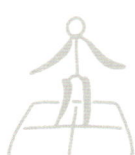
경계 계

경계 계

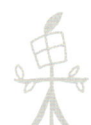
열매 과

목

밭 전

사내 남

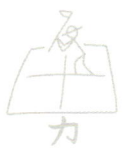
사내 남

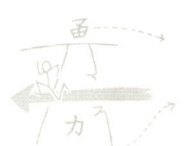
날랠 용

금

밭 전

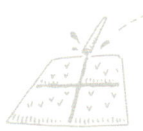
말미암을 유

말미암을 유

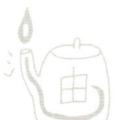
기름 유

이번 주 한자를 복습하면서 어려웠던 글자, 여기에 써 놓으세요.

한자로 문장 채우기

다음 글을 읽고 밑줄 친 부분의 뜻을 가진 한자를 쓰시오.

1. 다 잡았던 물고기를 놓쳤다. (,   )

2. 황소를 몰아 밭을 갈다. (   )

3. 고구려에는 날랜 용사가 많기로 유명하다. (   )

4. 그는 아무리 화가 나도 경계를 넘는 행동은 하지 않는다. (   )

5. 살짝만 건드려도 톡톡 터지는 열매. (   )

지난 주 한자 복습

이번 주에 배운 한자입니다. 훈과 음을 써보세요.

漁

油

界

果

勇

日

기출문제정답

첫째 주

월

▶ 다음 한자와 소리는 같으나 뜻이 다른 한자를 아래에서 골라 그 번호를 쓰세요.

一 (②)

① 日 ② 日 ③ 田 ④ 口

화

▶ 다음 훈과 음에 맞는 한자를 쓰세요.

(1) 물고기 어 (魚) / (2) 고기 잡을 어 (漁)

수

▶ ( ) 안에 들어갈 알맞은 한자의 번호를 골라서 쓰세요.

(1) 結 (②) / (2) 世 (④)

① 年 ② 婚 ③ 果 ④ 界

목

▶ 다음 한자와 반대되는 뜻을 지닌 한자를 쓰세요.

女 (男)

▶ 다음 훈과 음에 맞는 한자를 쓰세요. 날랠 용 (勇)

금

▶다음 문장 중 (　)안의 단어를 한자로 쓰시오.

사우디아라비아는 세계 최대(석유) 수출국이다.

답 : (石油)

한자로 문장 채우기 정답

다음 글을 읽고 밑줄 친 부분의 뜻을 가진 한자를 쓰시오.

1. 다 잡았던 물고기를 놓쳤다. (漁 , 魚)

2. 황소를 몰아 밭을 갈다. (田)

3. 고구려에는 날랜 용사가 많기로 유명하다. (勇)

4. 그는 아무리 화가 나도 경계를 넘는 행동은 하지 않는다. (界)

5. 살짝만 건드려도 톡톡 터지는 열매. (果)

2주 한자 사전테스트
▶ 반드시 하셔야 됩니다! ◀

아래에 나오는 뜻과 음에 해당하는 한자를 써보세요.
테스트 없이 바로 시작하시면 쓸 수 있다고 착각할 수 있습니다.
반드시 사전 테스트를 해보시기 바랍니다.

| 말미암을 유 |
| 굽을 곡 |
| 별 진 |
| 농사 농 |
| 콩 두 |
| 예절 예 |
| 뼈 골 |
| 몸 체 |
| 날 생 |
| 성씨 성 |
| 기슭 엄 |
| 낳을 산 |
| 나무 목 |
| 빛 광 |
| 어진 사람 인 |
| 빛 광 |
| 열 십 |
| 평평할 평 |
| 차례 번 |

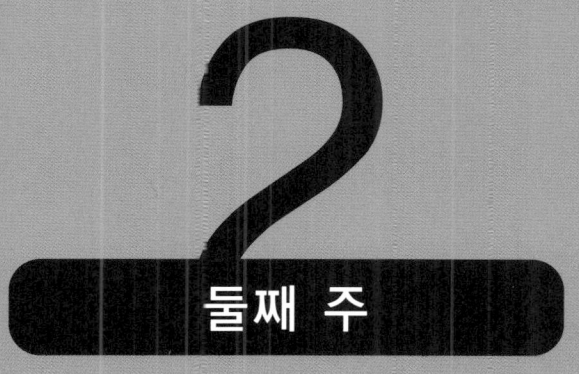

自手成家
자 수 성 가

물려받은 재산이 없이 자기 혼자의 힘으로
집안을 일으키고 재산을 모음

월 요일 　　　　　　　　　　　　　　　　　　　　　　　　　　둘째 주

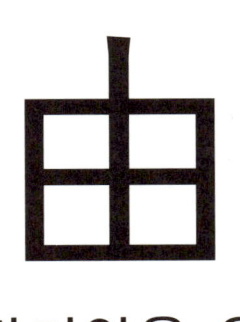 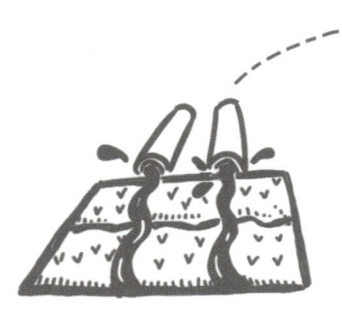 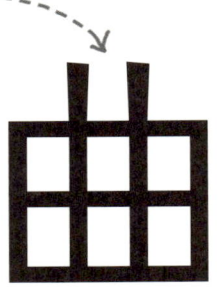

말미암을 유　　　　　　　　　　　　　굽을 곡

억지해석

밭(田: 밭 전)에 물 통로가 두개나 되니 밭고랑(물길)이 **굽는다**.

굽다, 굽히다, 도리에 맞지 않다, 악곡.

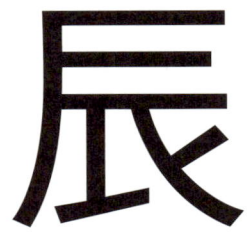 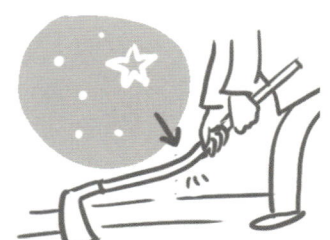 農

별 진 / 때 신　　　　　　　　　　　　　농사 농

'별'이나 '새벽', '아침' 이라는 뜻을 가진 글자이다.

별의 이름, 때, 시대, 아침, 새벽, 하루.

억지해석

곡괭이가 구부러지고(曲: 굽을 곡) 밤에 별(辰: 별 진)이 보일 때까지 **농사**를 짓다.

농사, 농부, 농가, 노력하다.

여러 번 써보세요.

오늘의 한자

말미암을 유	굽을 곡
별 진	농사 농

지나간 한자

밭 전	사내 남
사내 남	날랠 용

활용단어

작곡 作(지을 작) 曲(굽을 곡): 악곡을 창작함.

곡선 曲(굽을 곡) 線(줄 선): 구부러진 선.

진시 辰(별 진) 時(때 시): 하루를 12시로 나눈 다섯째 시간. 곧, 상오 7시부터 9시까지.

농촌 農(농사 농) 村(마을 촌)

기출문제

▶다음 훈음에 맞는 한자를 쓰시오.
1. 농사 농 (   )
2. 굽을 곡 (   )
3. 말미암을 유 (   )

화 요일   둘째 주

豆
콩 두

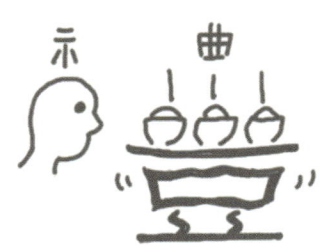

禮
예절 예, (례)

뚜껑(一)과 그릇(口)과 발(쓰)로 이루어짐.
고기를 담는 식기의 모양을 본뜸.

콩, 제사에 쓰는 그릇, 식기.

억지해석

그릇(豆: 콩 두)이 구부러질 정도로
(曲: 굽을 곡) 제사 음식을 많이 담아
예절을 보이다.(示: 보일 시)

예절, 인사, 예물, 의식, 공경하다, 절하다.

骨
뼈 골

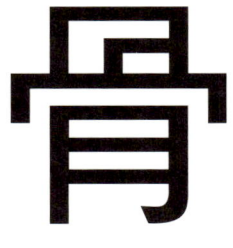

體
몸 체

뼈, 골격, 중심, 몸, 인품, 됨됨이, 굳다.

억지해석

그릇(豆: 콩 두)이 구부러질 정도로
(曲: 굽을 곡) 몸무게가 많이 나가도
뼈(骨: 뼈 골)가 받쳐주는 것이 **몸**이다.

몸, 자체, 형성하다.

여러 번 써보세요.

오늘의 한자

콩 두	예절 예
뼈 골	몸 체

지나간 한자

밭 전	말미암을 유
말미암을 유	기름 유

활용단어

연두 軟(연할 연) 豆(콩 두): 연한 초록빛.
예법 禮(예절 예) 法(법 법): 예로 지켜야할 규범.
골격 骨(뼈 골) 格(격식 격): 뼈대.
육체 肉(고기 육) 體(몸 체): 구체적인 물체로서의 인간의 몸뚱이. 신체.
체육 體(몸 체) 育(기를 육)
체면 體(몸 체) 面(얼굴 면): 남을 대하는 관계에서, 자기의 입장이나
　　　　　　　　　　　　　지위로 보아 지켜야 한다고 생각되는 위신.

기출문제

▶다음 〈보기〉의 단어들과 관련이 깊은 한자는?

　〈보기〉 인사, 큰절, 공경

　　① 光　② 禮　③ 路　④ 漢

수요일

둘째 주

生 날 생

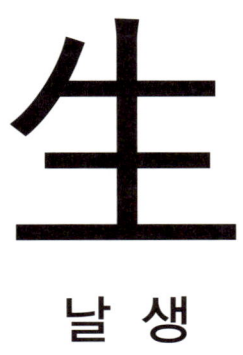

姓 성씨 성

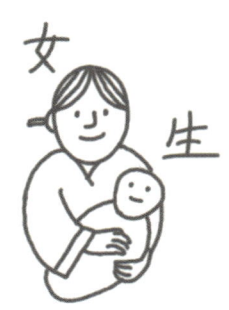

억지해석

여자(女: 여자 여)의 몸에서 태어난 (生:날 생)다음 **성씨**를 부여 받다.

성씨, 낳은 자식, 타고난 천성.

厂 기슭 엄

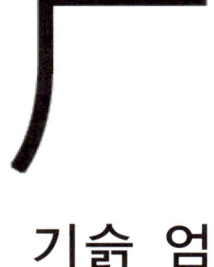

産 낳을 산

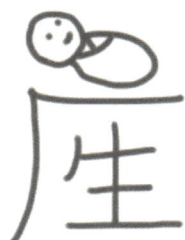 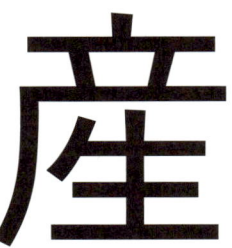

기슭, 언덕, 굴바위.

억지해석

집(厂: 집 엄)에서 아이(文:글월 문)가 태어남 (生:날 생) → **낳다**.
*文 : 양팔을 크게 벌린 사람을 그린 것.

낳다, 태어나다, 자라다, 생기다, 생산하다, 출생, 재산, 산물, 가축.

여러 번 써보세요.

오늘의 한자

날 생	성씨 성
기슭 엄	낳을 산

지나간 한자

말미암을 유	굽을 곡
별 진	농사 농

활용단어

백성 百(일백 백) 姓(성씨 성): 일반 국민.

출생 出(날 출) 生(날 생)

출산 出(날 출) 産(낳을 산)

産(낳을 산) 科(과목 과): 임신, 분만 등을 다루는 의학 분야.

기출문제

▶ 다음 한자와 소리는 같으나 뜻이 다른 한자를 아래에서 골라 그 번호를 쓰세요.

姓 (　)

① 性　② 牛　③ 午　④ 半

목 요일   둘째 주

木 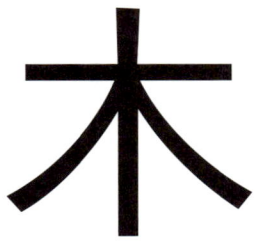 米

나무 목   쌀 미

땅에 뿌리를 박고 선 나무 모양을 본뜬 글자로 「나무」를 뜻함.

나무, 목재.

나뭇(木:나무 목)가지 따위에 곡식 낱알이 붙어있는 모양 → **쌀**.

쌀, 미터.

儿 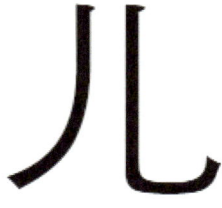 光

어진사람 인   빛 광

사람의 두 다리를 본뜬 글자.

어진 사람, 아이, 아기, 젖먹이, 연약하다, 다시 난 이.

사람(儿: 어진사람 인)이 앉아있는 모양과 머리 위로 불(火: 불 화)이 있는 모양. 사람이 횃불을 들고 밝게 비추고 있다는 뜻을 합하여 「**빛**」을 뜻함.

빛, 세월, 세력, 비치다.

여러 번 써보세요.

오늘의 한자

나무 목	쌀 미
어진사람 인	빛 광

지나간 한자

콩 두	예절 예
뼈 골	몸 체

활용단어

목수 木(나무 목) 手(손 수): 나두를 다루어 집을 짓거나 물건을 만드는 일로 업을 삼는 사람.

백미 白(흰 백) 米(쌀 미): 흰 쌀.

야광 夜(밤 야) 光(빛 광): 달이 없고 맑게 갠 밤하늘에 보이는 희미한 빛.

광명 光(빛 광) 明(밝을 명): 밝은 빛.

기출문제

▶ 다음 한자의 훈(뜻)과 음(소리)를 쓰시오.
  1. 米 (/   )
  2. 光 (/   )
  3. 木 (/   )

금 요일   둘째 주

十   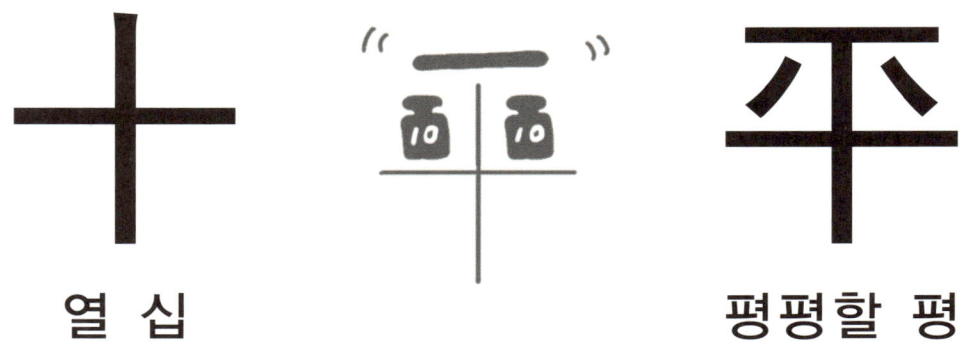   平

열 십   평평할 평

억지해석

10(十:열 십)Kg짜리 추를 양쪽에 매달아 **평평함**(균형)을 잡다.

평평하다, 고르다, 정리되다, 편안하다, 바르다, 화목하다, 다스리다.

米   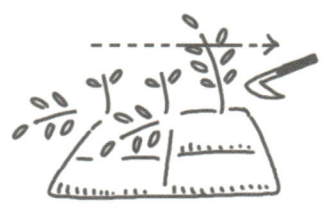   番

쌀 미   차례 번

억지해석

밭(田: 밭 전)에 있는 벼(米: 쌀 미)를 낫(/)으로 **차례**대로 베는 모습.

차례, 번, 횟수, 번갈다.

여러 번 써보세요.

오늘의 한자

열 십	평평할 평
쌀 미	차례 번

지나간 한자

날 생	성씨 성
기슭 엄	낳을 산

활용단어

평생 平(평평할 평) 生(날 생): 사람이 삶을 사는 내내의 동안.

공평 公(공평할 공) 平(평평할 평): 어느 한쪽에 기울이지 않고 공정함.

당번 當(마땅할 당) 番(차례 번)

번지 番(차례 번) 地(땅 지): 토지를 조각조각 나누어서 매겨 놓은 땅의 번호(番號).

기출문제

▶ 다음 ( )안에 공통으로 들어갈 한자를 〈보기〉에서 찾아 쓰시오.

〈보기〉 十, 平, 光, 田

公( ) / ( )生 / ( )日

복습

기억을 떠올려서 써보세요.

둘째 주

월

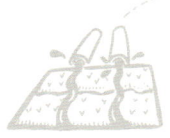

| 말미암을 유 | 굽을 곡 |

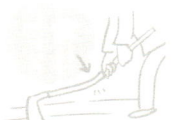

| 별 진 | 농사 농 |

화

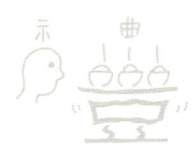

| 콩 두 | 예절 예 |

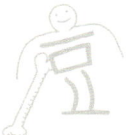

| 뼈 골 | 몸 체 |

수

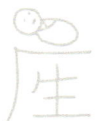

| 날 생 | 성씨 성 |

| 기슭 엄 | 낳을 산 |

목

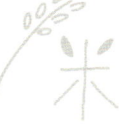

| 나무 목 | 쌀 미 |

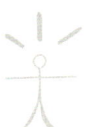

| 어진사람 인 | 빛 광 |

금

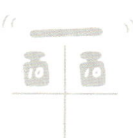

| 열 심 | 평평할 평 |

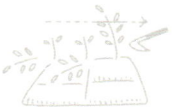

| 쌀 미 | 차례 번 |

이번 주 한자를 복습하면서 어려웠던 글자, 여기에 써 놓으세요.

한자로 문장 채우기

다음 글을 읽고 밑줄 친 부분에 해당하는 한자를 쓰시오.

1. 한복의 미는 곡(　　)선의 부드러움과 자연을 닮은 색의 강렬함이라 할 수 있다.

2. 우리 마을 사람들은 종합시장을 가장 많이 이용하고 있으며 다음으로는
   농(　　) 수산물 도매시장을 이용하고 있다.

3. 전쟁, 분쟁 또는 일체의 갈등 없이 평(　　)화롭다.

4. 예(　　)식장은 신랑 신부의 하객들로 가득 찼다.

지난 주 한자 복습

지난 주에 배운 한자입니다. 훈과 음을 써보세요.

界　　　　　田

勇　　　　　男

油　　　　　魚

기출문제정답

둘째 주

월

▶ 다음 훈음에 맞는 한자를 쓰시오.
1. 농사 농 (農)
2. 굽을 곡 (曲)
3. 말미암을 유 (由)

화

▶ 다음 〈보기〉의 단어들과 관련이 깊은 한자는? ②

〈보기〉 인사, 큰절, 공경

① 光 ② 禮 ③ 路 ④ 漢

수

▶ 다음 한자와 소리는 같으나 뜻이 다른 한자를 아래에서 골라 그 번호를 쓰세요.

姓 (①)

① 性 ② 牛 ③ 午 ④ 半

목

▶ 다음 한자의 훈(뜻)과 음(소리)를 쓰시오.
1. 米 (쌀 / 미)
2. 光 (빛 / 광)
3. 木 (나무 / 목)

▶ 다음 ( )안에 공통으로 들어갈 한자를 〈보기〉에서 찾아 쓰시오.

〈보기〉 十, 平, 光, 田

公(平) / (平)生 / (平)日

한자로 문장 채우기 정답

다음 글을 읽고 밑줄 친 부분에 해당하는 한자를 쓰시오.

1. 한복의 미는 곡(曲)선의 부드러움과 자연을 닮은 색의 강렬함이라 할 수 있다.

2. 우리 마을 사람들은 종합시장을 가장 많이 이용하고 있으며 다음으로는 농(農) 수산물 도매시장을 이용하고 있다.

3. 전쟁, 분쟁 또는 일체의 갈등 없이 평(平)화롭다.

4. 예(禮)식장은 신랑 신부의 하객들로 가득 찼다.

3주 한자 사전테스트
▶ 반드시 하셔야 됩니다! ◀

아래에 나오는 뜻과 음에 해당하는 한자를 써보세요.
테스트 없이 바로 시작하시면 쓸 수 있다고 착각할 수 있습니다.
반드시 사전 테스트를 해보시기 바랍니다.

한 일
_____

열 십
_____

일천 천
_____

낮 오
_____

말씀 언
_____

허락할 허
_____

해 년
_____

소 우
_____

물건 건
_____

반 반
_____

날 생
_____

성품 성
_____

3
셋째 주

甘言利說
감 언 이 설

귀가 솔깃하도록 남의 비위를 맞추거나
이로운 조건을 내세워 꾀는 말

월요일   셋째 주

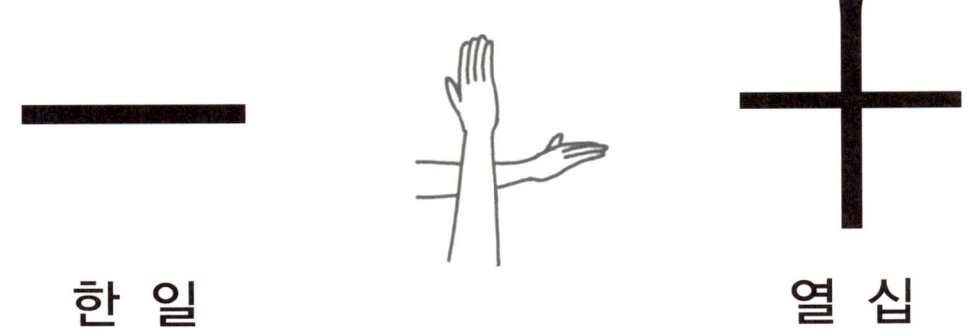

한 일	열 십
하나, 첫째, 오로지, 만일, 혹시.	두 손을 엇갈리게 합친 모양. 열, 열 번, 열 배, 전부.

열 십	일천 천
	일천, 여러 번, 수효가 많다.

여러 번 써보세요.

오늘의 한자		지나간 한자	
한 일	열 십	나무 목	쌀 미
열 십	일천 천	어진사람 인	빛 광

활용단어

일생 一(하나 일) 生(날 생): 한 평생.

천리 千(일천 천) 里(마을 리): 멀리 떨어져 있는 거리.

문일지십 聞(들을 문) 一(하나 일) 知(알 지) 十(열 십)
:「한 가지를 들으면 열 가지를 미루어 안다.」는 뜻으로, 총명(聰明)함을 이르는 말.

기출문제

▶다음 한자어의 독음을 쓰세요.

(1) 千十一 (   )

화 요일 셋째 주

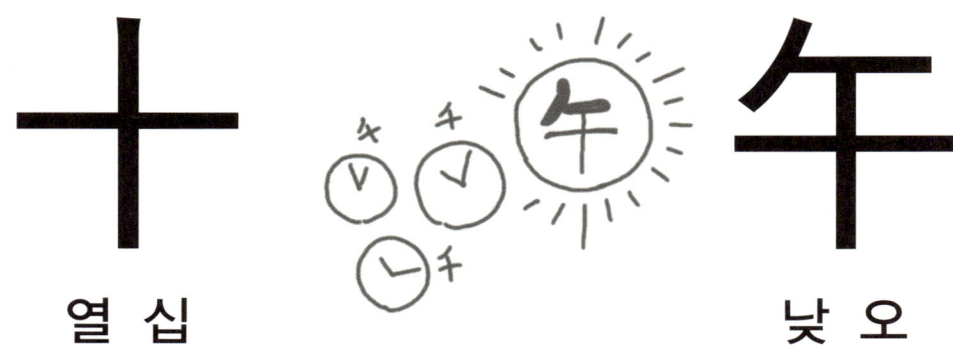

열 십 | 낮 오

	똑바로 세운 절굿공이의 ↕ 모양을 본뜬 글자로 절굿공이 같은 막대를 꽂아 한낮임을 알았다는 데서 「낮」을 뜻함.
	낮.

말씀 언 | 허락할 허

입(口: 입 구)을 통해 말소리가 나아가는 모양.

말, 의견, 글, 언론, 건의.

억지해석

낮(午: 낮 오)에 허락한 말(言:말씀 언)이 진짜 허락임. 밤에 술 먹고 하는 **허락**은 믿을 수 없음.

허락하다, 약속하다.

여러 번 써보세요.

오늘의 한자

열 십	낮 오
말씀 언	허락할 허

지나간 한자

열 십	평평할 평
쌀 미	차례 번

활용단어

명언 名(이름 명) 言(말씀 언)

언행 言(말씀 언) 行(다닐 행) : 말과 행동.

정오 正(바를 정) 午(낮 오) : 낮 12시.

특허 特(특별할 특) 許(허락할 허)

허가 許(허락할 허) 可(옳을 가)

기출문제

▶ 다음 훈과 음에 맞는 한자를 쓰세요.

 (1) 허락할 허 (   ) / (2) 낮 오 (   ) / (3) 말씀 언 (   )

수요일　　　　셋째 주

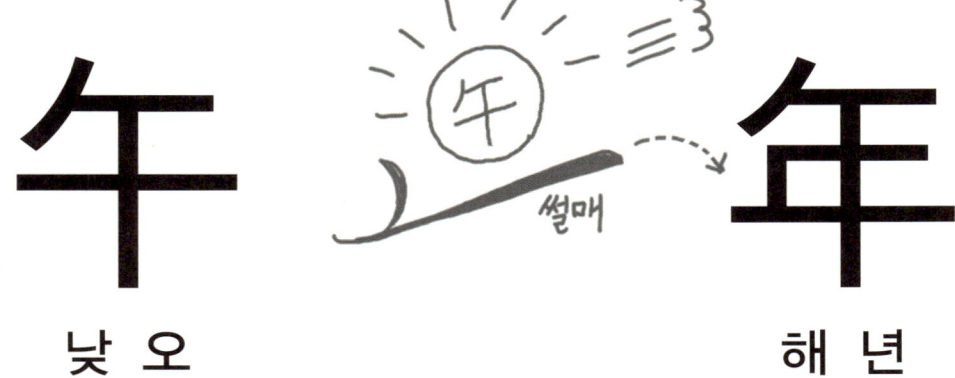

午　　　　　年
낮 오　　　　해 년

억지해석

낮(午:낮 오)이 설매 타듯이 미끌어지니 금방 한**해**(年:해 년)가 되었다.

해, 나이, 때, 시대, 새해, 신년, 연령, 익다.

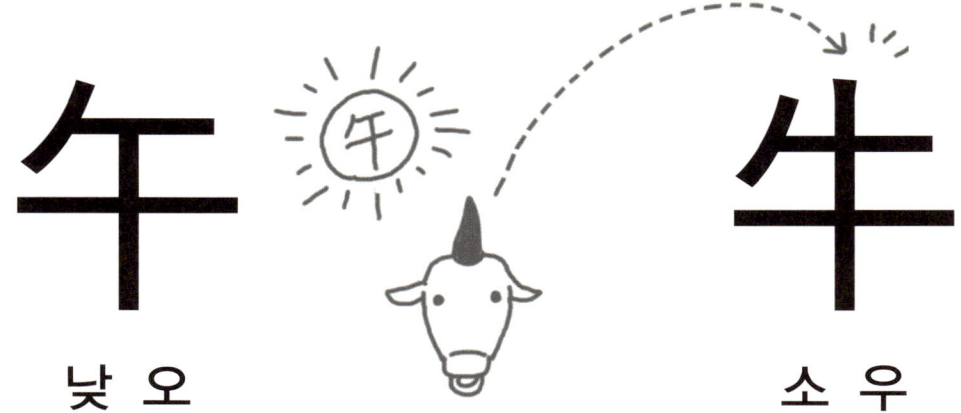

午　　　　　牛
낮 오　　　　소 우

억지해석

낮(午)에 가운데뿔 달린 **소**를 보다.

소, 고집스럽다, 무릅쓰다, 순종하지않다.

여러 번 써보세요.

오늘의 한자

낮 오	해 년
일천 천	소 우

지나간 한자

한 일	열 십
열 십	일천 천

활용단어

천년 千(일천 천) 年(해 년) : 오랜 세월.

연년생 年(해 년)年(해 년) 生(날 생) : 한 살 터울로 낳은 아이.

한우 韓(나라 한) 牛(소 우)

기출문제

▶ 다음 뜻에 맞는 한자어를 아래에서 골라 그 번호를 쓰세요.

(1) 오랜 세월 : (　　　) / (2) 한 살 터울로 낳은 아이 : (　　　)

①年年生　②牛肉　③千年　④天年

목 요일　　　　　　　　　　　　　셋째 주

牛　　　　　　　件
소 우　　　　　　물건 / 사건 건

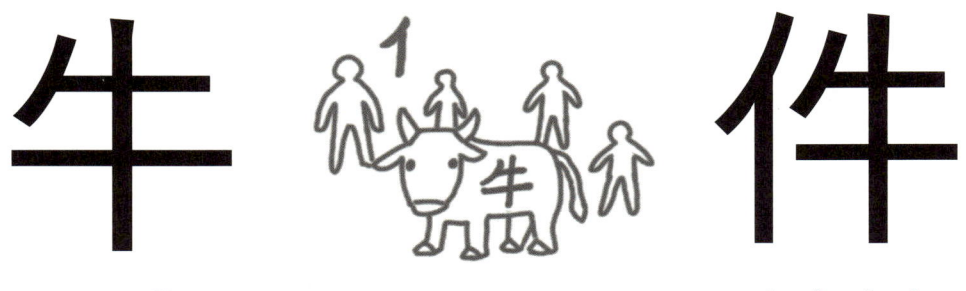

억지해석

소(牛:소 우)가 있는데 사람(亻: 사람 인)들이 몰려 있음. 즉 **사건**이 일어남.

물건, 사건, 조건, 문건, 구분하다.

牛　　　　　　　半
소 우　　　　　　반 반

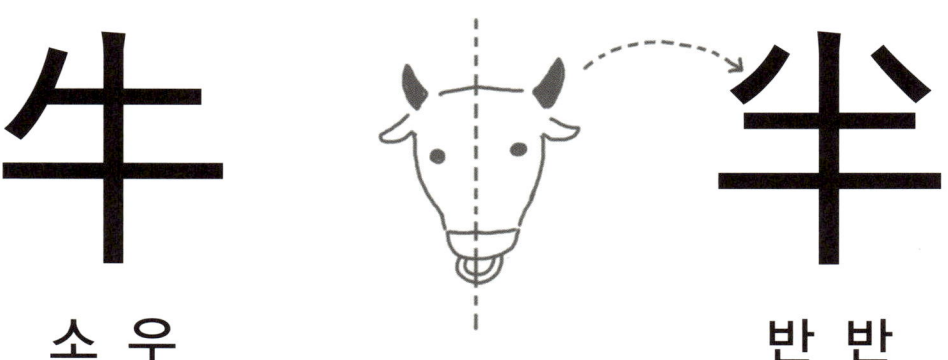

억지해석

뿔 두 개 달린 소를 **반**으로 나누다.

반, 절반, 가운데, 조각, 똑같이 둘로 나누다.

여러 번 써보세요.

오늘의 한자

소 우	물건 건
소 우	반 반

지나간 한자

열 십	낮 오
말씀 언	허락할 허

활용단어

사건 事(일 사) 件(물건 건):
①뜻밖에 일어난 사고 / ②사회적 관심이나 주목을 끌 만한 일.

물건 物(물건 물) 件(물건 건)

건수 件(물건 건) 數(셈 수): 일이나 사건 따위의 가짓수.

절반 折(꺾을 절) 半(반 반): 하나를 둘로 똑같이 나눔.

반신 半(반 반) 身(몸 신): 온몸의 절반.

기출문제

▶다음 괄호안에 들어갈 알맞은 한자어를 골라 그 번호를 쓰세요.

(1) 事(   ) / (2) (   )切

① 反 ② 建 ③ 半 ④ 件

금 요일　　　　　　　　　　셋째 주

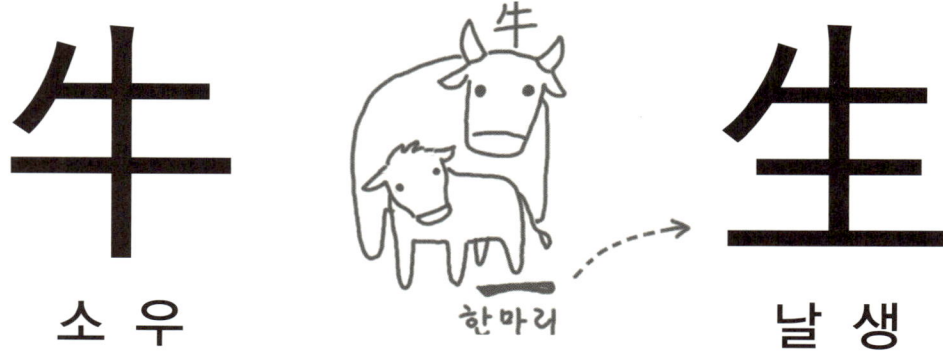

牛　소 우　　　生　날 생

억지해석

소(牛:소 우)가 한(一:한일)마리 **태어났다**.

나다, 낳다, 살다, 기르다, 싱싱하다, 만들다, 날(익지 않음), 삶.

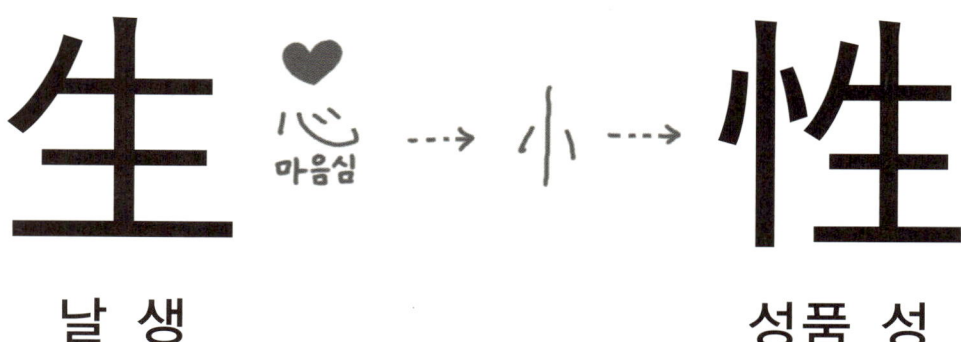

生　날 생　　　性　성품 성

억지해석

날 때(生:날 생)부터 가지고 태어난 마음(忄: 마음 심) → **성품**.

성품, 바탕, 성질, 생명, 마음, 성별, 모습.

여러 번 써보세요.

오늘의 한자

소 우	날 생
날 생	성품 성

지나간 한자

낮 오	해 년
낮 오	소 우

활용단어

생명 生(날 생) 命(목숨 명)

심성 心(마음 심) 性(성품 성): ①본디부터 타고난 마음씨.
　　　　　　　　　　　　　　②변하지 않는 참된 마음.

성별 性(성품 성) 別(다를 별): 남성과 여성과의 다름.

기출문제

▶다음 훈과 음에 맞는 한자를 쓰세요.

(1) 성품 성 : (　　　) (2) 날 생 : (　　　)

47

복습

기억을 떠올려서 써보세요.

셋째 주

월

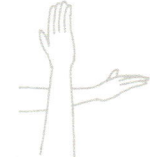

한 일	열 십
열 십	일천 천

화

열 십	낮 오
말씀 언	허락할 허

수

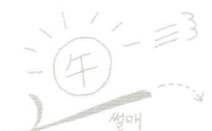

낮 오	해 년
낮 오	소 우

목

소 우	물건/사건 건
소 우	반 반

금

소 우	날 생
날 생	성품 성

이번 주 한자를 복습하면서 어려웠던 글자, 여기에 써 놓으세요.

한자로 문장 채우기

다음 글을 읽고 밑줄 친 부분의 뜻을 가진 한자를 쓰시오.

1. 그는 우리의 제의를 흔쾌히 허락했다. (　　)

2. 경찰은 주민들로부터 사건 당시의 목격담을 들었다. (　　)

3. 그 분은 경직한 성품으로 모두에게 존경을 받았다. (　　)

4. 엄마는 항상 맞는 말씀만 하신다. (　　)

5. 해가 거듭될수록 그의 얼굴이 그립다. (　　)

6. 그는 재산의 반을 우리 단체에 기부했다. (　　)

지난 주 한자 복습

曲	米
辰	禮
農	産

기출문제정답

셋째 주

월

▶다음 한자어의 독음을 쓰세요.

(1) 千十一 (천십일)

화

▶다음 훈과 음에 맞는 한자를 쓰세요.

(1) 허락할 허 (許) / (2) 낮 오 (午) / (3) 말씀 언 (言)

수

▶다음 뜻에 맞는 한자어를 아래에서 골라 그 번호를 쓰세요.

(1) 오랜 세월 : (③) / (2) 한 살 터울로 낳은 아이 : (①)

①年年生 ②牛肉 ③千年 ④ 天年

목

▶다음 괄호안에 들어갈 알맞은 한자어를 골라 그 번호를 쓰세요.

(1) 事(④) / (2) (③)切

①反 ②建 ③半 ④件

▶ 다음 훈과 음에 맞는 한자를 쓰세요.

(1) 성품 성 : (性)　(2) 날 생 : (生)

한자로 문장 채우기 정답

다음 글을 읽고 밑줄 친 부분의 뜻을 가진 한자를 쓰시오.

1. 그는 우리의 제의를 흔쾌히 <u>허락</u>했다. (許)

2. 경찰은 주민들로부터 <u>사건</u> 당시의 목격담을 들었다. (件)

3. 그 분은 경직한 <u>성품</u>으로 모두에게 존경을 받았다. (性)

4. 엄마는 항상 맞는 <u>말씀</u>만 하신다. (言)

5. <u>해</u>가 거듭될수록 그의 얼굴이 그립다. (年)

6. 그는 재산의 <u>반</u>을 우리 단체에 기부했다. (半)

4주 한자 사전테스트
▶ 반드시 하셔야 됩니다! ◀

아래에 나오는 뜻과 음에 해당하는 한자를 써보세요.
테스트 없이 바로 시작하시면 쓸 수 있다고 착각할 수 있습니다.
반드시 사전 테스트를 해보시기 바랍니다.

두 이
_____

장인 공
_____

흙 토
_____

강 강
_____

공로 공
_____

구멍 혈
_____

빌 공
_____

사사 사
_____

창문 창
_____

갈 거
_____

법 법
_____

날 출
_____

보일 시
_____

모일 사
_____

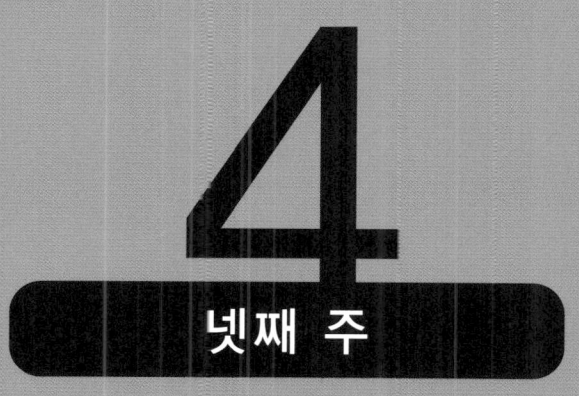

넷째 주

身土不二
신 토 불 이

몸과 태어난 땅은 하나라는 뜻으로,
제 땅에서 산출된 농산물이라야
체질에 잘 맞는다는 말

월 요일　　　　　　　　　　　　　　　**넷째 주**

二 　　 工
두 이　　　장인 공

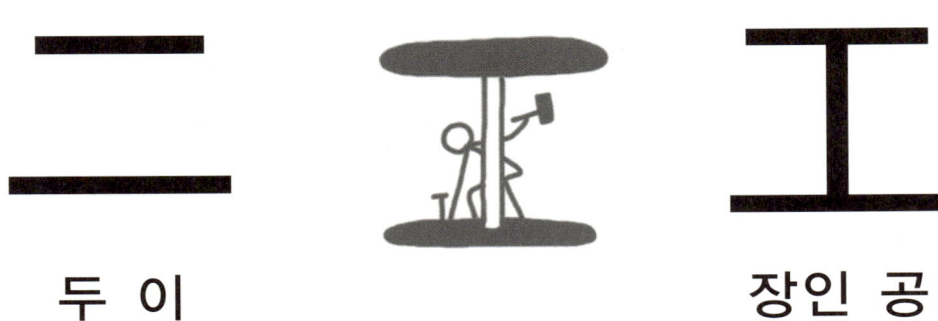

나무막대기 2개를 나란히 놓은 모양. 두, 둘째.	**억지해석** 널빤지 2개를 위아래로 붙여서 선반이나 책장같은 것을 '공' 들여 만드는 '**장인**'. 장인, 솜씨, 일, 공업, 인공, 공교하다, 잘하다, 정교하다, 만들다.

工 　　 土
장인 공　　　흙 토

	싹이 흙덩이를 뚫고 땅 위로 돋아나는 모양을 본뜬 글자로 「**흙**」을 뜻함. 흙, 땅, 토양, 영토, 고향, 살다.

여러 번 써보세요.

오늘의 한자		지나간 한자	
두 이	장인 공	소 우	물건 건
장인 공	흙 토	소 우	반 반

활용단어

일석이조 一(하나 일) 石(돌 석) 二(두 이) 鳥(새 조)
한 개의 돌을 던져 두 마리의 새를 맞추어 떨어뜨린다는 뜻으로, 한 가지 일을 해서 두 가지 이익을 얻음을 이르는 말.

완공 完(완전할 완) 工(장인 공) : 공사를 마침.

공사 工(장인 공) 事(일 사) : 공장이나 토목, 건축 따위에 관한 일.

토지 土(흙 토) 地(땅 지) : 땅.

기출문제

▶ 보기의 뜻에 맞게 밑줄 빈칸에 적당한 한자를 넣어보세요.
  〈보기〉 한 개의 돌을 던져 두 마리의 새를 맞추어 떨어뜨린다는 뜻으로, 한 가지 일을 해서 두 가지 이익을 얻음을 이르는 말.
  ___石___鳥

화요일　　　　　　　　　　　　　넷째 주

工　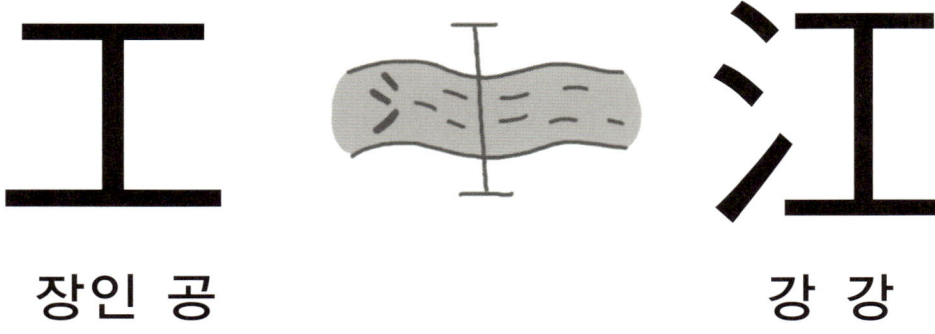　江
장인 공　　　　　　　　　　　　강 강

물길(氵: 물 수)을 건너다 → **강**.

강, 큰강.

工　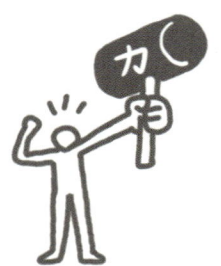　功
장인 공　　　　　　　　　　　　공로 공

장인(工: 장인 공)이 힘(力: 힘 력)을 쓰다 → **공로**.

공로, 일, 사업, 업적.

여러 번 써보세요.

오늘의 한자

장인 공	강 강
장인 공	공로 공

지나간 한자

소 우	날 생
날 생	성품 성

활용단어

강산 江(강 강) 山(메 산) : 강과 산.

성공 成(이룰 성) 功(공로 공) : 뜻한 것이 이루어짐.

공로 功(공로 공) 勞(일할 로) : 어떤 목적을 이루는 데 힘쓴 노력이나 수고.

기출문제

▶다음 한자어의 독음을 쓰시오.

1. 成功 (   )
2. 江山 (   )

수 요일　　　　　　　　　　　　　　넷째 주

穴 구멍 혈
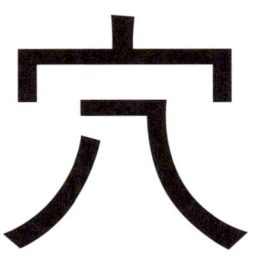

구멍, 굴, 구덩이, 움집, 무덤, 뚫다.

空 빌 공
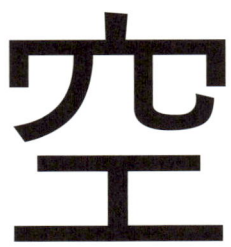

억지해석

장인(工:장인 공)이 집(宀:집 면)에 구멍(穴: 구멍 혈)을 내더니 도둑들이 물건을 다 훔쳐서 집이 비워지게 됨 → **비다.** (empty)

비다, 없다, 헛되다, 쓸데없다, 공간.

厶 사사로울 사 / 아무 모
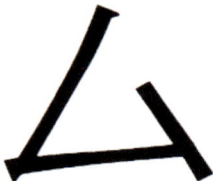

팔꿈치를 구부려 물건을 자기 쪽으로 감쌈을 나타내어 「나」 또는 「사사롭다」의 뜻을 나타낸 글자.

나, 아무, 마늘.

窓 창문 창
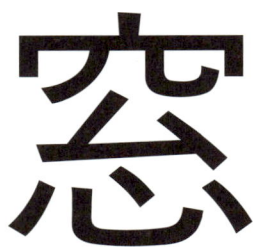

억지해석

집(宀:집 면)에 구멍(穴 : 구멍 혈)이 남. 즉 창문이 생김. **창문**을 열고 사사로운 (厶:사사로운 사) 마음(心:마음 심)을 얘기함.

창문.

여러 번 써보세요.

오늘의 한자

구멍 혈	빈 공
사사로울 사	창문 창

지나간 한자

두 이	장인 공
장인 공	흙 토

활용단어

혈견 穴(구멍 혈) 見(볼 견): 좁은 식견.

공간 空(빈 공) 間(사이 간): 쓰지 아니하는 빈 칸.

창문 窓(창문 창) 門(문 문)

동창 同(같을 동) 窓(창문 창): 같은 학교에서 공부를 한 관계.

기출문제

▶다음 훈과 음에 맞는 한자를 쓰세요.

창문 창 (　　) / 빈 공 (　　)

목요일

넷째 주

厶 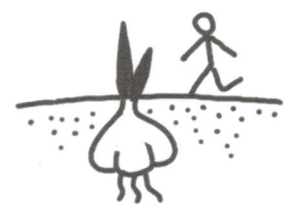 去

사사로울 사 / 아무 모   갈 거

역지해석

땅(土:흙 토)밑에 묻어 놓은
마늘(厶 :마늘 모)을 캐러 **간다**.

가다, 버리다, 내몰다, 물리치다, 덜다.

去 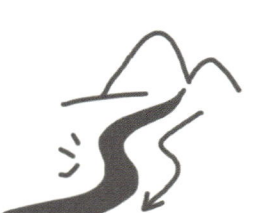 法

갈 거   법 법

물(氵: 물 수)이 높은 곳에서 낮은 곳으로
흘러가는(去: 갈 거) **규칙**이 있다. → **법**.

법, 방법.

여러 번 써보세요.

오늘의 한자		지나간 한자	
사사 사	갈 거	장인 공	강 강
갈 거	법 법	장인 공	공로 공

활용단어

과거 過(지날 과) 去(갈 거): 지나간 때.

거래 去(갈 거) 來(올 래): 주고받음, 또는 사고 팖.

대법원 大(큰 대) 法(법 법) 院(집 원):
우리나라의 최고 법원, 사법권을 행사하는 국가 기관.

기출문제

▶다음 한자의 훈(뜻)과 음(소리)를 쓰시오.

1. 去 (/   )
2. 法 (/   )

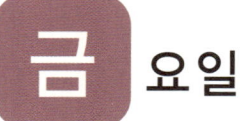 요일　　　　　　　　　　　　　넷째 주

土 흙 토

出 날 출

식물의 싹이 땅(土: 흙 토)위로 돋아나는 모양 → **나다**.

나다, 태어나다, 낳다, 나가다, 떠나다, 헤어지다, 내놓다.

示 보일 시

社 모일 사

억지해석

작아도 (小:작을 소) 두 개는 (二:두 이) 볼 수 있다.

보이다, 알리다, 가르치다, 지시하다, 고시, 명령.

억지해석

땅(土: 흙 토)을 보여준다(示:보일 시) 하니 많은 사람들이 "**몰려**"들다.

모이다, 제사를 지내다, 단체, 모임.

여러 번 써보세요.

오늘의 한자

흙 토

날 출

보일 시

모일 사

지나간 한자

구멍 혈

빌 공

사사로울 사

창문 창

활용단어

출입 出(날 출) 入(들 입) : 어느 곳을 드나 듦.

가출 家(집 가) 出(날 출) : 가정을 버리고 집을 나감.

전시 展(펼 전) 示(보일 시) : 여러가지 물건을 벌여서 보임.

시현 示(보일 시) 現(나타날 현) : 나타내 보임.

회사 會(모일 회) 社(모일 사)

사장 社(모일 사) 長(긴 장)

기출문제

▶다음 설명이 뜻하는 한자어는?

공동생활을 하는 인간의 집단.

① 分類 ② 恭敬 ③ 會社 ④ 俗談

복습 기억을 떠올려서 써보세요. 넷째 주

월

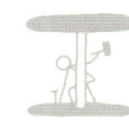

두 이   장인 공

장인 공   흙 토

화

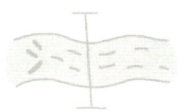

장인 공   강 강

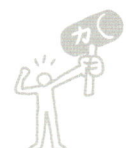

장인 공   공로 공

수

구멍 혈   빌 공

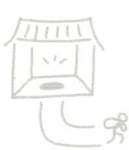

사사 사   창문 창

목

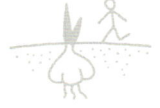

사사로울 사   갈 거

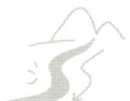

갈 거   법 법

금

흙 토   날 출

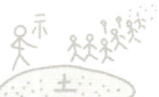

보일 시   모일 사

이번 주 한자를 복습하면서 어려웠던 글자, 여기에 써 놓으세요.

한자로 문장 채우기

다음 글을 읽고 밑줄 친 부분의 음을 가진 한자를 쓰시오.

1. 산을 넘고 강을 건너 봄이 오는 소리. (　　　)

2. 창문을 닫지 않아 교실 안으로 비가 들이쳤다. (　　　)

3. 그는 아무리 늦게 일어나도 아침밥을 거르는 법이 없다. (　　　)

4. 그런 식으로 성의 없이 장사를 하려면 거래를 끊는 편이 낫겠다. (　　　)

지난 주 한자 복습

光　　　禮

平　　　農

番　　　體

기출문제정답

넷째 주

월

▶보기의 뜻에 맞게 밑줄 빈칸에 적당한 한자를 넣어보세요.
〈보기〉 한 개의 돌을 던져 두 마리의 새를 맞추어 떨어뜨린다는 뜻으로, 한 가지 일을 해서 두 가지 이익을 얻음을 이르는 말.

__一__石__二__鳥

화

▶다음 한자어의 독음을 쓰시오.
1. 成功 (성공)
2. 江山 (강산)

수

▶다음 훈과 음에 맞는 한자를 쓰세요.

창문 창 (窓) / 빌 공 (空)

목

▶다음 한자의 훈(뜻)과 음(소리)를 쓰시오.
1. 去 (갈 / 거)
2. 法 (법 / 법)

▶ 다음 설명이 뜻하는 한자어는? ③

공동생활을 하는 인간의 집단.

① 分類 ② 恭敬 ③ 會社 ④ 俗談

한자로 문장 채우기 정답

다음 글을 읽고 밑줄 친 부분에 해당하는 한자를 쓰시오.

1. 산을 넘고 <u>강</u>을 건너 봄이 오는 소리.   (江)

2. <u>창</u>문을 닫지 않아 교실 안으로 비가 들이쳤다.   (窓)

3. 그는 아무리 늦게 일어나도 아침밥을 거르는 <u>법</u>이 없다.   (法)

4. 그런 식으로 성의 없이 장사를 하려면 <u>거</u>래를 끊는 편이 낫겠다. (去)

5주 한자 사전테스트

▶ 반드시 하셔야 됩니다! ◀

아래에 나오는 뜻과 음에 해당하는 한자를 써보세요.
테스트 없이 바로 시작하시면 쓸 수 있다고 착각할 수 있습니다.
반드시 사전 테스트를 해보시기 바랍니다.

언덕 부
_____

뭍 육(륙)
_____

불 화
_____

더울 열
_____

선비 사
_____

벼슬, 섬길 사
_____

길할 길
_____

실 사
_____

맺을 결
_____

임금 왕
_____

칼 도
_____

나눌 반
_____

다섯 오
_____

구슬 옥
_____

사람 인
_____

큰 대
_____

하늘 천
_____

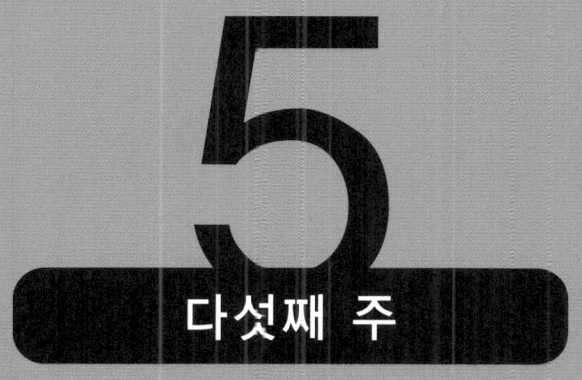

結草報恩
결 초 보 은
죽은 뒤에라도 은혜를 잊지 않고 갚음을 이르는 말

월요일　　　　　　　　　　　　　　다섯째 주

阝	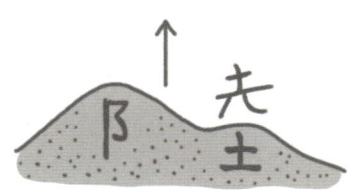	陸
언덕 부		뭍 육(륙)

언덕, 산, 높다.	**억지해석** 흙(土:흙 토)이 높이 솟구쳐서 오른 언덕(阝:언덕 부) → **육지**. 육지, 땅, 언덕, 길.

灬	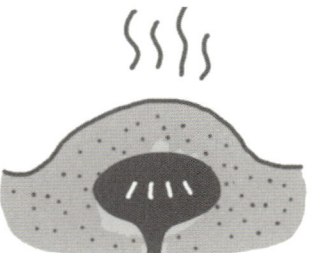	熱
불 화		더울 열

火(불 화)와 같은 글자. 불, 화재, 태우다.	**억지해석** 둥근(丸:둥글 환) 언덕(坴:뭍 륙) 깊은 곳에 있는 마그마(灬 불화)를 떠올릴 것 → **덥다**. 덥다, 따뜻하다, 태우다, 더위, 높은 체온.

여러 번 써보세요.

오늘의 한자

언덕 부	뭍 육(륙)
불 화	더울 열

지나간 한자

사사로울 사	갈 거
차례 번	법 법

활용단어

육지 陸 (뭍 육) 地 (땅 지)

대륙 大(큰 대) 陸(뭍 륙) : 지역이 넓은 육지.

가열 加(더할 가) 熱(더울 열) : 열을 가함.

열중 熱(더울 열) 中(가운데 중) : 정신을 집중시킴.

기출문제

▶다음 문장 중 한자어의 독음을 쓰시오.

연료로 사용하는 석탄이나 석유도 과去(　　　)의 생물에서 유래된 것입니다.

화 요일 다섯째 주

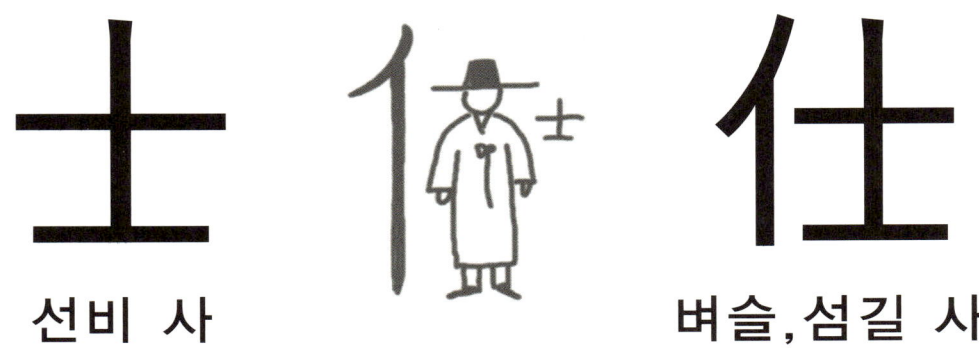

선비 사 / 벼슬, 섬길 사

하나(一:하나 일)를 배우면 열(十:열 십)을 깨우치는 사람 → 선비.

선비, 관리, 벼슬하다.

억지해석

선비(士:선비 사)가 공부만 잘할 뿐만 아니라 사람(亻:사람 인)답게 되자 **벼슬**을 얻음.

섬기다. 일하다. 벼슬하다. 살피다.

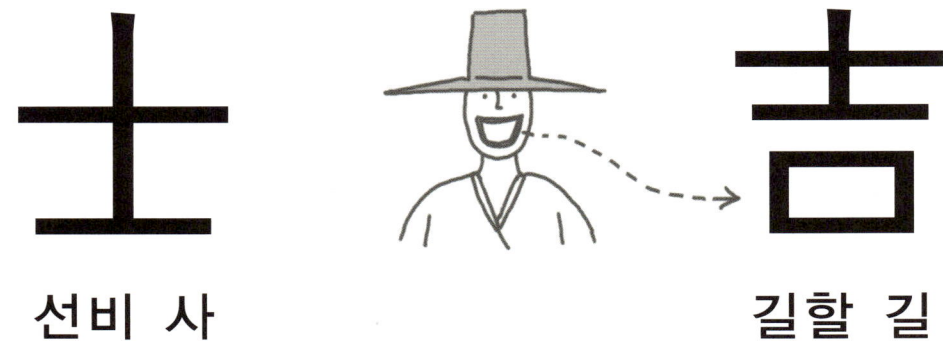

선비 사 / 길할 길

억지해석

선비가(士:선비 사)하는 말(口:입구)은 복을 가져다주고 **길하게** 만들어준다.

길하다, 운이 좋다, 착하다, 훌륭하다.

여러 번 써보세요.

오늘의 한자

선비 사	벼슬, 섬길 사
선비 사	길할 길

지나간 한자

흙 토	날 출
보일 시	모일 사

활용단어

사대부 士(선비 사) 大(큰 대) 夫(지아비 부) :
벼슬이나 문벌이 높은 집안의 사람.

봉사 奉(받들 봉) 仕(섬길 사) : 남을 위하여 일함.

입춘대길 入(들 입) 春(봄 춘) 大(큰 대) 吉(길할 길) :
입춘을 맞이하여 길운을 기원하며 벽이나 문짝 따위에 써 붙이는 글귀.

기출문제

▶ 다음 문장 중 한자어의 독음을 쓰시오.
　내 동생은 정의의 용士(　　)처럼 당찬 표정을 지었다.

▶ 다음 밑줄 친 낱말을 한자로 쓰시오.
　붓글씨로 **입춘대길**(　　　　)이라고 써서 대문에 붙이며 한해의 안녕을 기원하였다.

수요일   다섯째 주

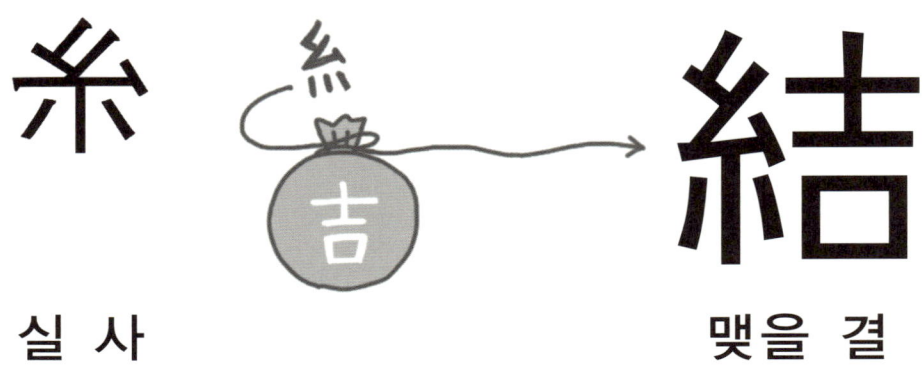

실 사   맺을 결

「가는 실」을 감은 실타래의 모양을 본뜬 글자.

가는 실, 매우 적은 수, 가늘다.

억지해석

복(吉:길할 길)을 실(糸:실 사)로 **묶어주다**.

맺다, 묶다, 매다, 매듭.

흙 토   임금 왕

하늘(一)과 땅(一)과 사람(一)을 두루 꿰뚫어(뚫을곤:丨) 다스리는 지배자를 일러 「왕」을 뜻함.

임금, 수령, 으뜸, 통치하다, 왕성하다, 크다.

여러 번 써보세요.

오늘의 한자

실 사	맺을 결
흙 토	임금 왕

지나간 한자

언덕 부	뭍 륙
불 화	더울 열

활용단어

결혼 結(맺을 결) 婚(혼인할 혼)

종결 終(마칠 종) 結(맺을 결): 끝을 냄.

왕자 王(임금 왕) 子(아들 자)

국왕 國(나라 국) 王(임금 왕): 나라의 임금.

기출문제

▶다음 설명이 뜻하는 한자어는?

어떤 물질에 열을 가함

① 自由   ② 農村   ③ 公平   ④ 加熱

목 요일 　　　　　　　　　　　다섯째 주

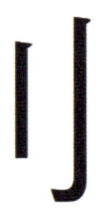  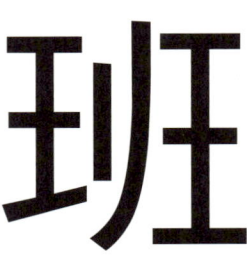

칼 도　　　　　　　　　　　　　나눌 반

| 칼. | **억지해석**
두 왕(王: 임금왕)의 몫을 칼(刂: 칼도)로 **나누어**주다.
나누다 이별하다. 주다. |

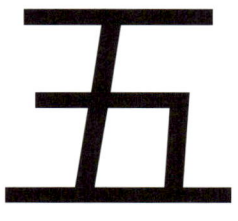 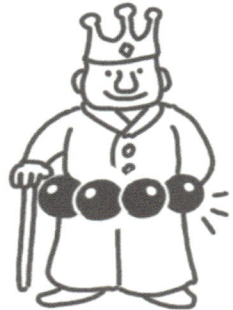 玉

다섯 오　　　　　　　　　　　구슬 옥

| 다섯. 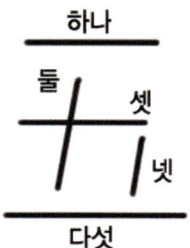 | 세 개의 **구슬**을 끈으로 꿴 모양, 나중에 丶(점)을 더하여 王(왕)과 구별함.
구슬, 옥, 아름답다, 훌륭하다, 가꾸다, 소중히 하다. |

74

여러 번 써보세요.

오늘의 한자

칼 도	나눌 반
다섯 오	구슬 옥

지나간 한자

선비 사	벼슬 사
갈 거	길할 길

활용단어

반장 班(나눌 반) 長(긴 장)

합반 合(합할 합) 班(나눌 반): 두 학급 이상이 합침.

오목 五(다섯 오) 目(눈 목): 바둑놀이의 하나. 두 사람이 흰 돌과 검은 돌을 가지고 한 개씩 번갈아 놓다가, 외줄로나 모로 다섯 개를 잇따라 먼저 놓는 사람이 이김.

옥석 玉(구슬 옥) 石(돌 석): 좋은 것과 나쁜 것을 아울러 이르는 말.

기출문제

▶ 다음 문장 중 한자로 표기된 단어의 독음을 쓰시오.

전하, 玉體(   )를 보전하시옵소서.

금요일 　　　　　　　　　　　　　　　　　　　다섯째 주

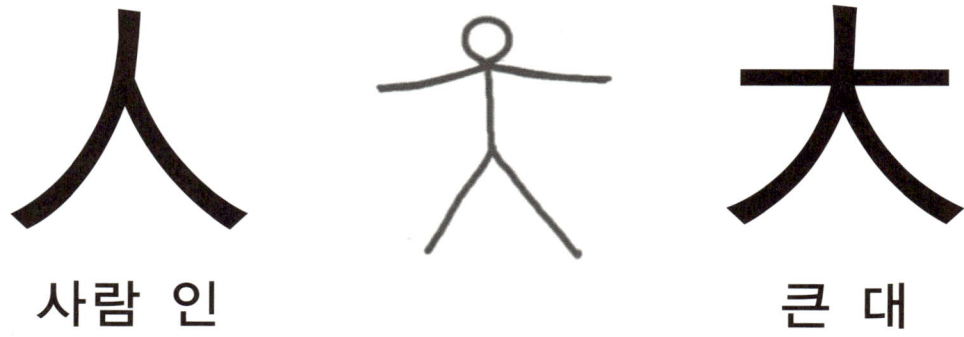

사람 인	큰 대
사람이 허리를 굽히고 서 있는 것을 옆에서 본 모양을 본뜬 글자. 사람, 인간, 어른.	**억지해석** 사람(人:사람 인)이 '대'자로 누워있으니 **크게** 보임. 크다, 심하다, 높다, 훌륭하다, 많다, 중요시 하다.

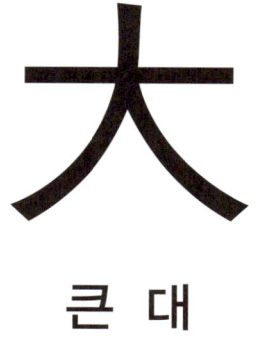  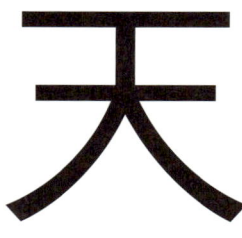

큰 대　　　　　　　　하늘 천

	사람이 서 있는 모양(大)과 그 위로 끝없이 펼쳐져 있는 하늘(一)의 뜻을 합한 글자로 「**하늘**」을 뜻함. 하늘, 하느님, 임금, 운명.

여러 번 써보세요.

오늘의 한자		지나간 한자	
사람 인	큰 대	실 사	맺을 결
큰 대	하늘 천	흙 토	임금 왕

활용단어

인생 人(사람 인) 生(날 생): 사람이 살아있는 기간.

중대 重(무거울 중) 大(큰 대): 매우 중요하게 여김.

대소사 大(큰 대) 小(작을 소) 事(일 사): 큰 일과 작은 일.

우천 雨(비 우) 天(하늘 천): 비가 오는 날씨.

천명 天(하늘 천) 命(목숨 명): 타고난 운명.

기출문제

▶다음 문장 중 밑줄 친 단어를 한자로 쓰시오.

<u>중대</u>(　　　)한 문제에 부딪혔을 때는 무엇보다 자신에 대한 믿음을 지키는 것이 중요하다.

복습

기억을 떠올려서 써보세요.

다섯째 주

월

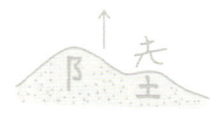

언덕 부   뭍 육

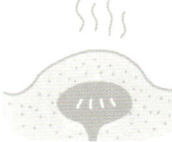

불 화   더울 열

화

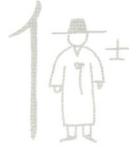

선비 사   벼슬 사

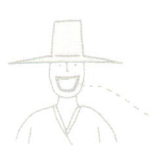

선비 사   길할 길

수

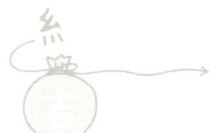

실 사   맺을 결

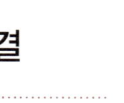

흙 토   임금 왕

목

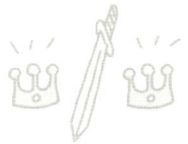

칼 도   나눌 반

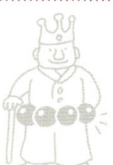

다섯 오   구슬 옥

금

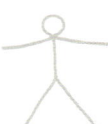

사람 인   큰 대

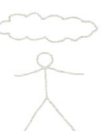

큰 대   하늘 천

이번 주 한자를 복습하면서 어려웠던 글자, 여기에 써 놓으세요.

한자로 문장 채우기

다음 글을 읽고 밑줄 친 부분의 뜻을 가진 한자를 쓰시오.

1. 점조가 길하다. (   )

2. 하던 일의 끝을 맺다. (   )

3. 그는 감히 임금의 명을 거역했다. (   )

4. 그 아이는 눈이 유난히 크다. (   )

5. 사람을 세 가지 유형으로 나누다. (   )

지난 주 한자 복습

지난 주에 배운 한자입니다. 훈과 음을 써보세요.

空   法

窓   去

功   出

기출문제정답

다섯째 주

월

▶ 다음 문장 중 한자어의 독음을 쓰시오.

연료로 사용하는 석탄이나 석유도 과去(**거**)의 생물에서 유래된 것입니다.

화

▶ 다음 문장 중 한자어의 독음을 쓰시오.

내 동생은 정의의 용士(**사**)처럼 당찬 표정을 지었다.

▶ 다음 밑줄 친 낱말을 한자로 쓰시오.

붓글씨로 **입춘대길**(**立春大吉**)이라고 써서 대문에 붙이며 한해의 안녕을 기원하였다.

수

▶ 다음 설명이 뜻하는 한자어는? ④

어떤 물질에 열을 가함

① 自由　② 農村　③ 公平　④ 加熱

목

▶ 다음 문장 중 한자로 표기된 단어의 독음을 쓰시오.

전하, <u>玉體</u>(**옥체**)를 보전하시옵소서.

▶다음 문장 중 밑줄 친 단어를 한자로 쓰시오.

중대(重大)한 문제에 부딪혔을 대는 무엇보다 자신에 대한 믿음을 지키는 것이 중요하다.

한자로 문장 채우기 정답

다음 글을 읽고 밑줄 친 부분의 뜻을 가진 한자를 쓰시오.

1. 점조가 길하다. (吉)

2. 하던 일의 끝을 맺다. (結)

3. 그는 감히 임금의 명을 거역했다. (王)

4. 그 아이는 눈이 유난히 크다. (大)

5. 사람을 세 가지 유형으로 나누다. (班)

6주 한자 사전테스트
▶ 반드시 하셔야 됩니다! ◀

아래에 나오는 뜻과 음에 해당하는 한자를 써보세요.
테스트 없이 바로 시작하시면 쓸 수 있다고 착각할 수 있습니다.
반드시 사전 테스트를 해보시기 바랍니다.

큰 대

지아비 부

잃을 실

먼저 선

씻을 세

고할 고

클 태

입 구

날 일

흰 백

일백 백

집 면

잘 숙

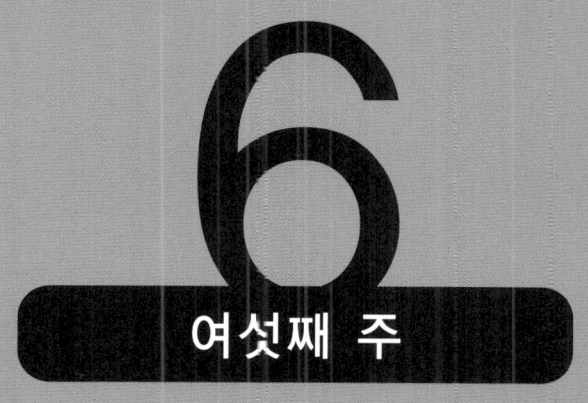

여섯째 주

漁父之利
어 부 지 리

두 사람이 이해관계로 서로 싸우는 사이에
엉뚱한 사람이 애쓰지 않고 가로챈 이익을 이르는 말

월 요일　　　　　　　　　　　　　　　　　여섯째 주

大 큰 대　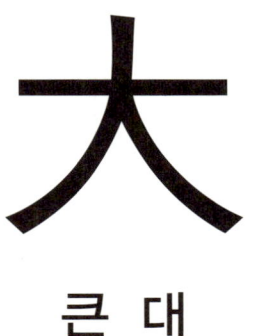　夫 지아비 부

	一(일)은 여기서 상투의 모양. 大(대)는 사람, 어른을 나타냄. → 상투를 튼 어엿한 **장부**. 지아비, 남편, 사내, 일군.

夫 지아비 부　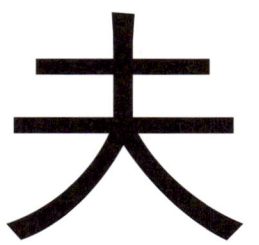　失 잃을 실

	억지해석 상투를 튼 어엿한 장부(夫:지아비 부)가 잘난 척하다가 낙인(丿) 찍히다. → **잃다**. 잃다. 달아나다. 빠뜨리다. 잘못보다. 허물.

여러 번 써보세요.

오늘의 한자

큰 대	지아비 부
지아비 부	잃을 실

지나간 한자

칼 도	나눌 반
다섯 오	구슬 옥

활용단어

부인 夫(지아비 부) 人(사람 인): 남의 아내를 높여 이르는 말.

농부 農(농사 농) 夫(지아비 부)

실수 失(잃을 실) 手(손 수): 조심하지 아니하여 잘못함.

득실 得(얻을 득) 失(잃을 실): 얻음과 잃음.

기출문제

▶ 다음 한자의 가운데 세로획은 몇 번째 획수에 해당하는지 쓰시오.

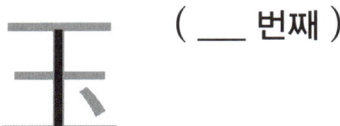　(___ 번째)

화 요일　　　　　　　　　　　　　　　여섯째 주

牛　　先
소 우　　먼저 선

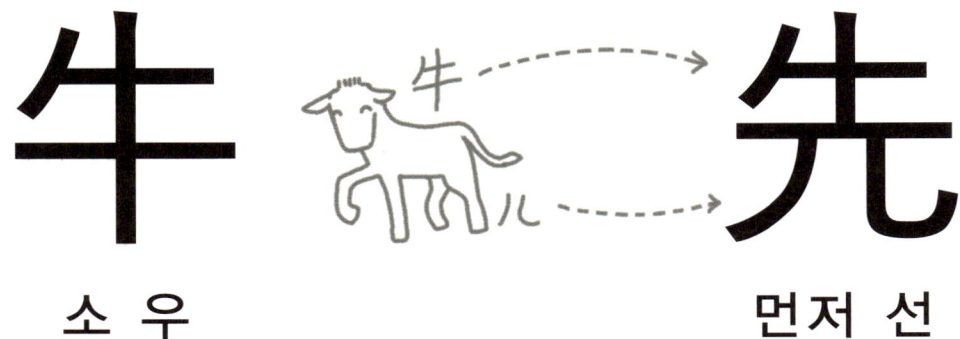

억지해석

소(牛:소우)가 태어나서 발(儿:어진사람 인)에 힘이 생기자 앞으로 **먼저** 나가려고 함.

먼저, 미리, 옛날, 이전, 앞, 조상.

先　　洗
먼저 선　　씻을 세

억지해석

물(氵:물 수)이 귀한 동네에서 서로 먼저 (先:먼저 선) **씻으려** 하다.

씻다, 목욕하다. 다듬다.

여러 번 써보세요.

오늘의 한자

소 우	먼저 선
먼저 선	씻을 세

지나간 한자

사람 인	큰 대
맺을 결	하늘 천

활용단어

선생 先(먼저 선) 生(날 생) : 학생을 가르치는 사람.

선대 先(먼저 선) 代(대신할 대) : 조상, 이전의 시대.

세차 洗(씻을 세) 車(수레 차)

세수 洗(씻을 세) 手(손 수)

기출문제

▶다음 뜻과 반대되는 뜻을 가진 한자를 쓰시오.

1) 끊다 ↔ (   ) / 2) 땅 ↔ (   )

| 수 요일 | 여섯째 주 |

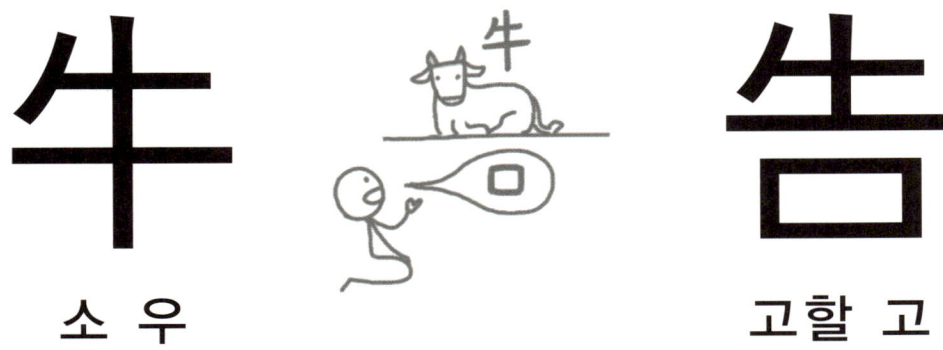

牛 소 우 　　　　　告 고할 고

	소(牛: 소 우)를 제물로 바쳐 놓고 신에게 소원을 말하다 고하다(口:입 구)는 뜻이 합하여 「**알리다**」.
	고하다, 알리다, 발표하다, 하소연하다, 여쭈다, 고발하다, 깨우쳐 주다.

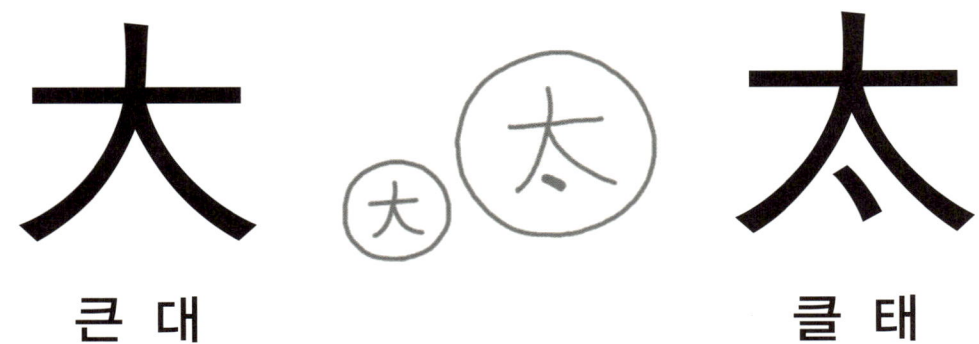

大 큰 대 　　　　　太 클 태

	크다는 의미의 大(큰 대)에 점(丶)을 찍어 더 크다는 것을 나타낸 글자로 「**크다**」를 뜻함.
	크다. 심하다. 처음. 매우.

여러 번 써보세요.

오늘의 한자

소 우	고할 고
큰 대	클 태

지나간 한자

큰 대	지아비 부
나눌 반	잃을 실

활용단어

고시 告(고할 고) 示(보일 시) : 글로 써서 게시하여 널리 알림.

태평 太(클 태) 平(평평할 평) : 마음에 아무 근심 걱정이 없음.

생태 生(날 생) 太(클 태) : 얼리거나 말리지 아니한, 잡은 그대로의 명태.

기출문제

▶다음 밑줄 친 훈 또는 음에 해당하는 한자를 쓰시오.

1) 일학년을 세 <u>반</u>으로 <u>나누다</u>. (　　)

2) 경제 불황이 <u>실</u>업을 유발할 수 있다. (　　)

목 요일   여섯째 주

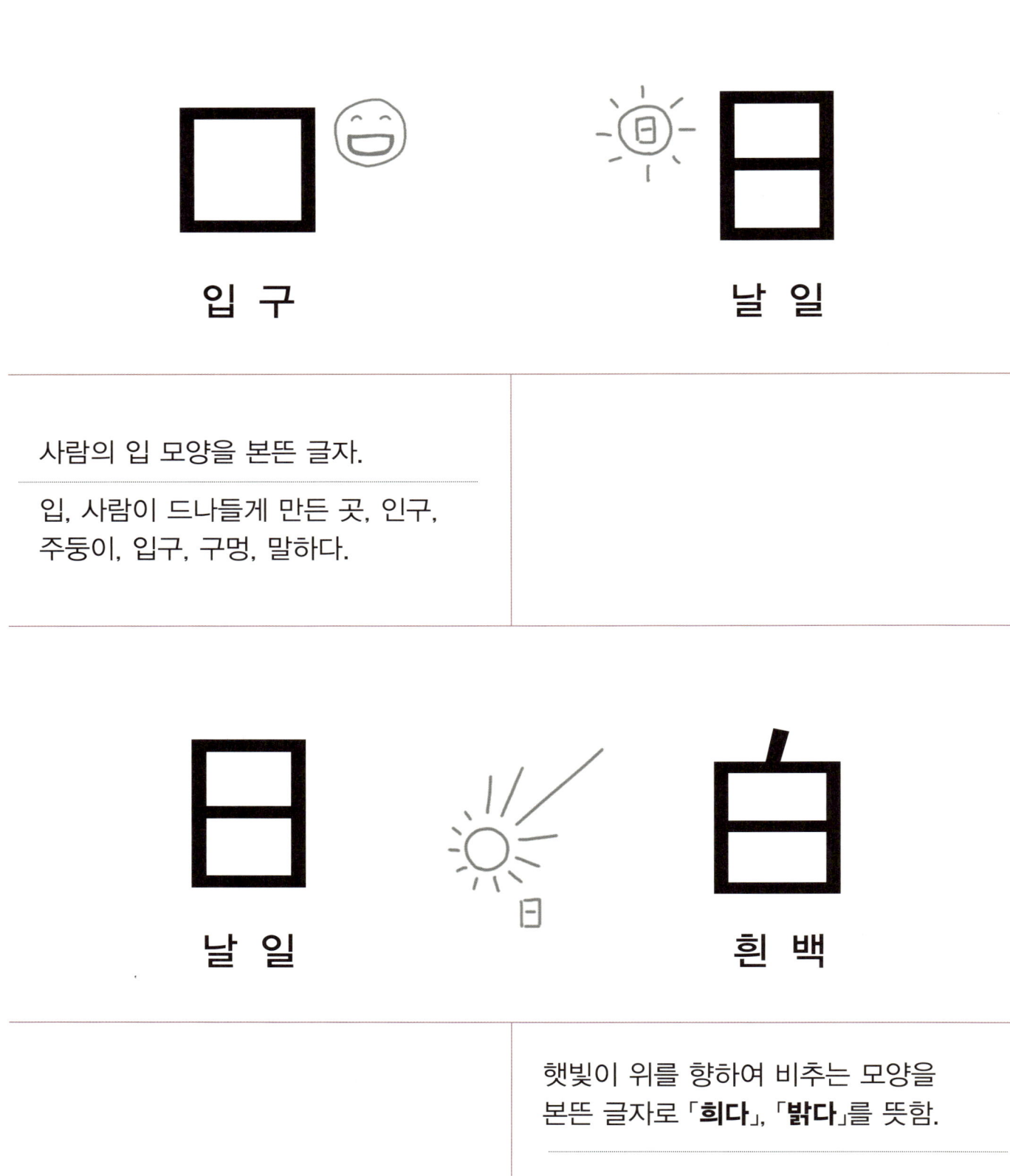

입 구

사람의 입 모양을 본뜬 글자.

입, 사람이 드나들게 만든 곳, 인구, 주둥이, 입구, 구멍, 말하다.

날 일

날 일

흰 백

햇빛이 위를 향하여 비추는 모양을 본뜬 글자로 「**희다**」, 「**밝다**」를 뜻함.

희다, 깨끗하다, 분명하다, 밝다, 빛나다, 비다.

여러 번 써보세요.

오늘의 한자		지나간 한자	
입 구	날 일	소 우	먼저 선
날 일	흰 백	구슬 옥	씻을 세

활용단어

인구 人(사람 인) 口(입 구): 일정한 지역에 사는 사람의 수.
일광 日(날 일) 光(빛 광): 햇빛.
휴일 休(쉴 휴) 日(날 일): 일을 하지 아니하고 쉬는 날.
자백 自(스스로 자) 白(흰 백): 자기가 저지른 죄나 자기의 허물을 남들 앞에서 스스로 고백함.
명명백백 明(밝을 명) 明(밝을 명) 백(흰 백) 백(흰 백): 의심할 여지가 없음.

기출문제

▶다음 훈과 음에 맞는 한자를 쓰세요.

1) 먼저 선 (   )

2) 씻을 세 (   )

금 요일

여섯째 주

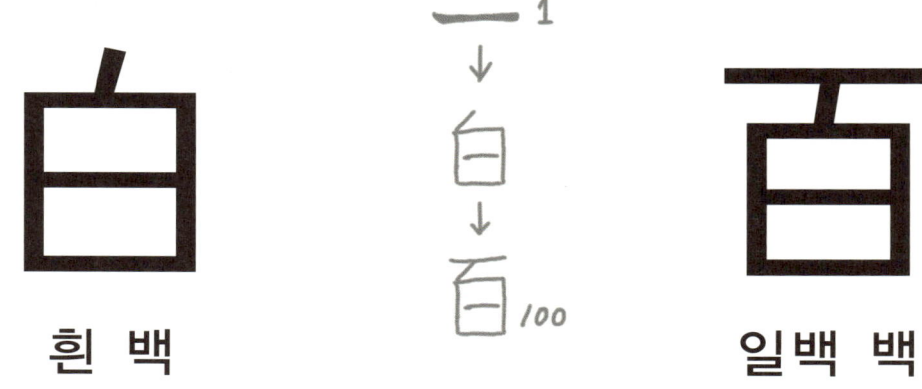

흰 백   일백 백

> **억지해석**
>
> 하나 일(一) → 흰 백(白) → **일백** 백 (百)으로 외울 것.
>
> 일백, 백 번, 여러, 온갖.

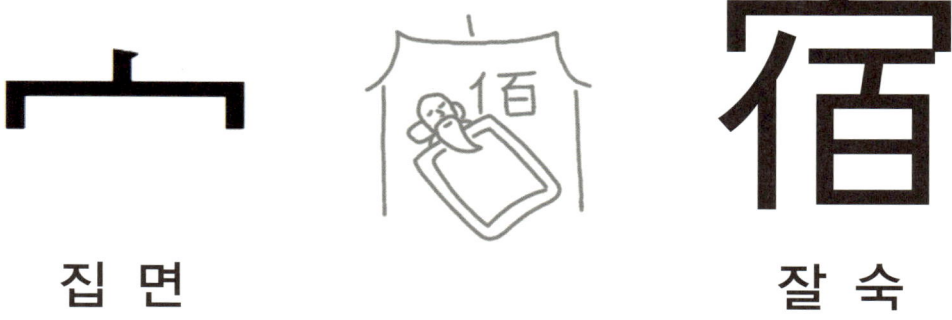

집 면   잘 숙

「움집」의 위를 「덮어씌운」 모양을 본뜬 글자.

집, 사방이 지붕으로 덮어 씌워져있는 집, 갓머리.

> **억지해석**
>
> 100세(百:일백 백) 노인 한 사람 (亻:사람 인)이 집(宀: 집 면)에 누워 있다 → **자다**.
>
> 자다, 숙박하다, 묵다, 숙직, 당직, 숙소.

여러 번 써보세요.

오늘의 한자

흰 백	일백 백
집 면	잘 숙

지나간 한자

소 우	고할 고
큰 대	클 태

활용단어

백성 百(일백 백) 姓(성 성)

하숙 下(아래 하) 宿(잘 숙) : 일정한 방세와 식비를 내고 남의 집에 머물면서 숙식함.

숙식 宿(잘 숙) 食(밥 식) : 자고 먹음.

기출문제

▶ 다음 내용에 맞게 밑줄 안에 적당한 한자를 넣어 한자성어를 완성 하시오.

'백 번 쏘아서 백 번 맞춘다'는 뜻, 계획이나 예상이 꼭꼭 들어맞는 경우를 이름

____발____중

복습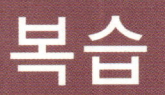

기억을 떠올려서 써보세요.

여섯째 주

월

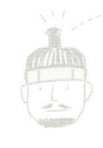

큰 대　　　　지아비 부

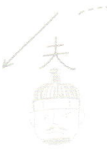

지아비 부　　　잃을 실

화

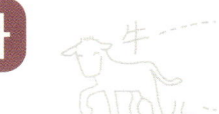

소 우　　　　먼저 선

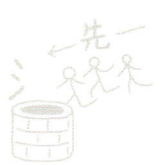

먼저 선　　　씻을 세

수

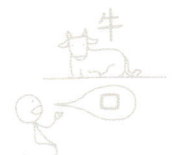

소 우　　　　고할 고

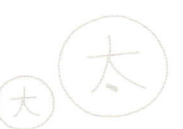

큰 대　　　　클 태

목

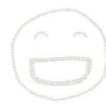　　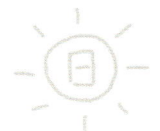

입 구　　　　날 일

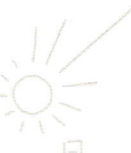

날 일　　　　흰 백

금

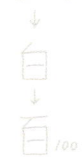

흰 백　　　　일백 백

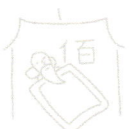

집 면　　　　잘 숙

이번 주 한자를 복습하면서
어려웠던 글자, 여기에 써 놓으세요.

한자로 문장 채우기

다음 글을 읽고 밑줄 친 부분의 뜻을 가진 한자를 쓰시오.

1. 깊은 산중에서 길을 잃다. (　　)

2. 밖에서 돌아온 여옥은 손발을 씻다 말고 아무렇게나 우물가에 흐트러져 피어 있는 국화를 장난스럽게 만져 본다. (　　)

3. 사람들에게 작별을 고하다. (　　)

4. 금방 깎은 듯 비구니의 머리는 희다 못해 파르스름한 빛을 띠고 있었다. (　　)

5. 일백의 군사를 거느리고 적진으로 향하다. (　　)

6. 이제 너도 곧 지아비가 될 것이니 조신을 잘하여라. (　　)

지난 주 한자 복습

지난 주에 배운 한자입니다. 훈과 음을 써보세요.

班　　　陸

結　　　吉

熱　　　仕

기출문제정답

여섯째 주

월

▶ 다음 한자의 가운데 세로획은 몇 번째 획수에 해당하는지 쓰시오.

玉 (세 번째)

화

▶ 다음 뜻과 반대되는 뜻을 가진 한자를 쓰시오.

1) 끊다 (結) / 2) 땅 (天)

수

▶ 다음 밑줄 친 훈 또는 음에 해당하는 한자를 쓰시오.

1) 일학년을 세 <u>반</u>으로 <u>나누다</u>. (班)

2) 경제 불황이 <u>실</u>업을 유발할 수 있다. (失)

목

▶ 다음 훈과 음에 맞는 한자를 쓰세요.

1) 먼저 선 (先)

2) 씻을 세 (洗)

▶ 다음 내용에 맞게 밑줄 안에 적당한 한자를 넣어 한자성어를 완성 하시오.

"백 번 쏘아서 백 번 맞춘다" 는 뜻, 계획이나 예상이 꼭꼭 들어맞는 경우를 이름

　百　발　百　중

한자로 문장 채우기 정답

다음 글을 읽고 밑줄 친 부분의 뜻을 가진 한자를 쓰시오.

1. 깊은 산중에서 길을 잃다. (失)

2. 밖에서 돌아온 여옥은 손발을 씻다 말고 아무렇게나 우물가에 흐트러져 피어있는 국화를 장난스럽게 만져 본다. (洗)

3. 사람들에게 작별을 고하다. (告)

4. 금방 깎은 듯 비구니의 머리는 희다 못해 파르스름한 빛을 띠고 있었다. (白)

5. 일백의 군사를 거느리고 적진으로 향하다. (百)

6. 이제 너도 곧 지아비가 될 것이니 조신을 잘하여라. (夫)

7주 한자 사전테스트
▶ 반드시 하셔야 됩니다! ◀

아래에 나오는 뜻과 음에 해당하는 한자를 써보세요.
테스트 없이 바로 시작하시면 쓸 수 있다고 착각할 수 있습니다.
반드시 사전 테스트를 해보시기 바랍니다.

머리 혈
_____

여름 하
_____

눈 목
_____

낯 면
_____

스스로 자
_____

머리 수
_____

쉬엄쉬엄 갈 착
_____

길 도
_____

몸 신
_____

볼 견
_____

서로 상
_____

조사할 사
_____

숨을 은
_____

곧을 직
_____

심을 식
_____

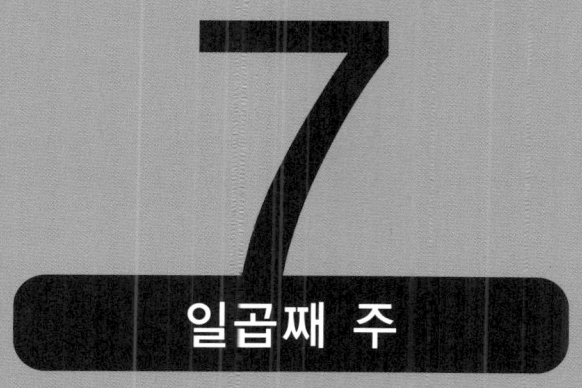

일곱째 주

耳目口鼻
이 목 구 비

귀·눈·입·코를 중심으로 한 얼굴의 생김새

월요일   일곱째 주

頁 머리 혈 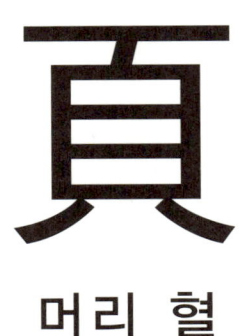 夏 여름 하

상부는 머리털, 중부는 얼굴, 하부는 수염의 모양을 본뜬 글자.

머리, 목, 목덜미.

억지해석

여름에 더워서 머리(頁:머리 혈)를 식히기 위해 천천히 걷는다.
(夊 :천천히 걸을 쇠)

여름.

目 눈 목 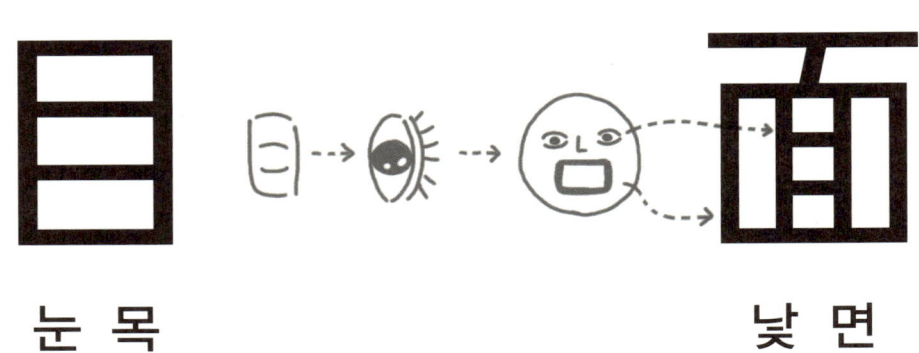 面 낯 면

사람 눈의 모양.

눈, 눈빛, 시력, 견해, 요점, 제목, 목록, 보다, 주시하다.

억지해석

눈(目:눈 목)과 입(口:입 구)이 모여 있는 곳 → **얼굴**.

낯, 표정, 모습, 겉, 앞, 밀가루, 국수, 대면하다, 등지다, 향하다.

여러 번 써보세요.

오늘의 한자

머리 혈	여름 하
눈 목	낯 면

지나간 한자

입 구	날 일
구슬 옥	흰 백

활용단어

하복 夏(여름 하) 服(옷 복): 여름 옷.

목적 目(눈 목) 的(과녁 적) : 이루려 하는 일.

면도 面(낯 면) 刀(칼 도) : 얼굴에 있는 잔털이나 수염을 깎는 일.

세면 洗(씻을 세) 面(낯 면) : 얼굴을 씻음.

기출문제

▶ 아래 빈칸에 알맞은 한자를 넣어서 사자성어를 완성하세요.

마음 먹은 지 3일이 못 간다. – 결심이 얼마 되지 않아 흐지부지 된다는 말

작심삼(____)

화 요일   일곱째 주

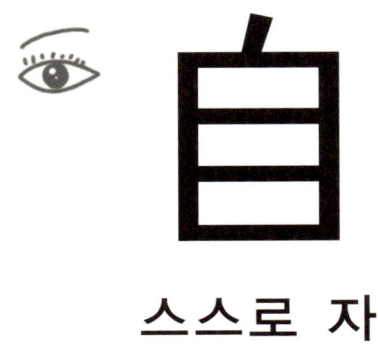

스스로 자

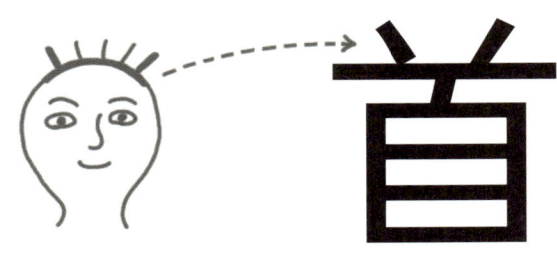

머리 수

억지해석

눈(目:눈 목)에 스스로 눈썹(丿)을 붙임.

스스로, 몸소, 자기, 저절로, 자연히.

억지해석

눈(目:눈 목)이 있고 그 위에 눈썹(丿)이 있고 그 위에 머리카락(亠)이 있음.
따라서 얼굴 중 주로 **머리** 부분을 나타냄.

머리, 우두머리, 첫째, 임금.

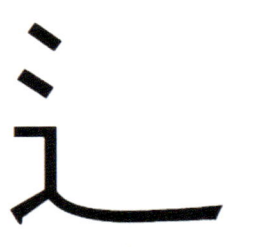

쉬엄쉬엄 갈 착

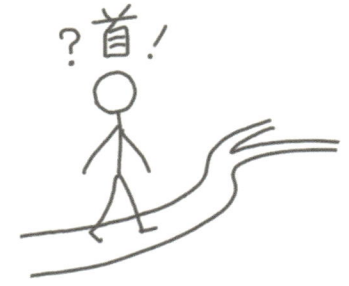 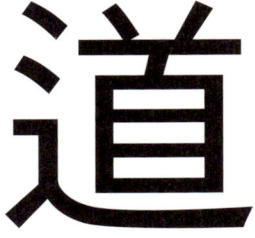

길 도

쉬엄쉬엄 가다. 달리다. 뛰어넘다.
건너 뛰어 내리다.

억지해석

머리(首:머리 혈)를 써서 **길**을 찾아간다 (辶:쉬엄쉬엄 갈 착).

길, 도리, 방법, 제도, 가다, 행하다, 다니다, 인도하다.

여러 번 써보세요.

오늘의 한자

스스로 자	머리 수
쉬엄쉬엄갈 착	길 도

지나간 한자

흰 백	일백 백
집 면	잘 숙

활용단어

자립 自(스스로 자) 立(설 립) : 스스로의 힘으로 생계를 유지함.

원수 元(으뜸 원) 首(머리 수) : 국가의 최고 통치권을 가진 사람.

도로 道(길 도) 路(길 로) : 사람이나 차가 다닐 수 있게 만든 길.

수도 水(물 수) 道(길 도) : 물길.

기출문제

▶ 다음 문장 중 밑줄 친 한자로 표기된 단어의 독음을 쓰시오.

百성은 나라의 근본이다. (   )

동생은 宿제도 다 하기 전에 밖에 나가 놀고 싶어했다. (   )

수요일

일곱째 주

自 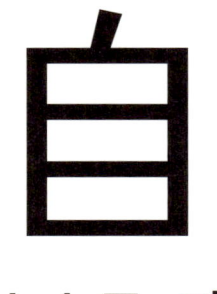 身

스스로 자   몸 신

억지해석

눈(目:눈 목), 즉 얼굴에 몸통(丨)과 다리(丿)를 붙여 **몸**을 만듦.

몸, 신체, 나, 자기, 자신, 신분, 출신, 몸소.

目 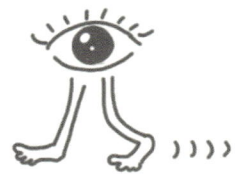 見

눈 목   볼 견

억지해석

눈(目:눈 목)에 발(儿:어진사람 인 발)을 붙여 주자 이곳저곳 다니면서 **보게** 되었다.

보다, 견해, 뵙다, 나타나다, 드러나다, 보이다, 소개하다, 만나다, 현재, 지금.

여러 번 써보세요.

오늘의 한자

스스로 자	몸 신
눈 목	볼 견

지나간 한자

머리 혈	여름 하
지아비 부	낯 면

활용단어

자신 自(스스로 자) 身(몸 신)

견본 見(볼 견) 本(근본 본) : 전체 상품의 품질이나 상태 따위를 알아볼 수 있도록 본보기로 보이는 물건. 본보기.

일가견 一(한 일) 家(집 가) 見(볼 견) : 어떤 문제에 대하여 독자적인 경지나 체계를 이룬 견해.

기출문제

▶다음 글을 읽고 밑줄 친 부분의 뜻을 가진 한자를 쓰시오.

길고 긴 날 여름철에 아름답게 꽃 필 적에 어여쁘신 아가씨들 너를 반겨 놀았도다.

(　　,　　)

목요일   일곱째 주

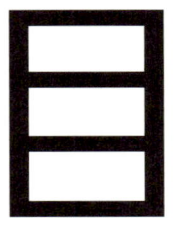 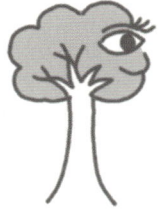 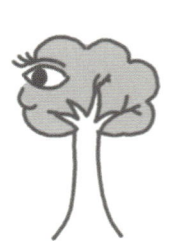 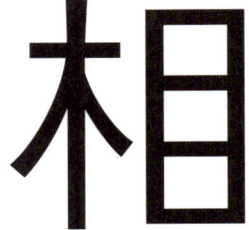

눈 목   서로 상

재목을 고르기 위해 나무(木:나무 목)를 살펴본다(目:눈 목).
나무의 눈이 **서로** 마주 본다 → 서로.

서로, 도움, 자세히 보다, 돕다.

相   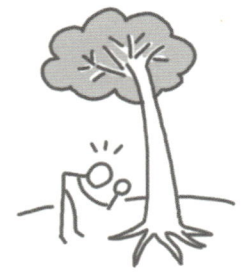   査

서로 상   조사할 사

억지해석

나무(木:나무 목)의 아래쪽, 즉 뿌리(一)를 살펴본다(目:눈 목) → **조사**하다.

조사하다.

여러 번 써보세요.

오늘의 한자

눈 목	서로 상
서로 상	조사할 사

지나간 한자

스스로 자	머리 수
쉬엄쉬엄갈 착	길 도

활용단어

상대 相(서로 상) 對(대할 대)

인상 人(사람 인) 相(서로 상) : 사람 얼굴의 생김새.

조사 調(고를 조) 査(조사할 사) : 사물의 내용을 명확히 알기 위하여 자세히 살펴보거나 찾아봄.

사부인 査(조사할 사) 夫(지아비 부) 人(사람 인) : 사돈댁의 높임말.

기출문제

▶ 다음 문장 중 한자로 표기된 단어의 잘못 쓰인 부분을 바르게 고쳐 쓰시오.
효도는 자녀가 해야 할 당연한 刀리이다. (刀 → 　)

▶ 다음 설명이 뜻하는 한자어는?
남에게 얽매이거나 구속 받거나 하지 않고, 자기 마음대로 행동하는 일.
①洗面 ②自由 ③春夏秋冬 ④禮法

금요일 일곱째 주

乚 숨을 은 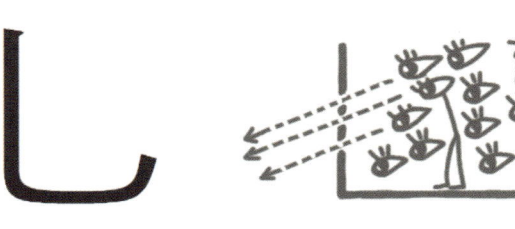 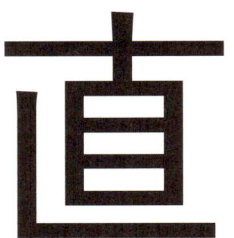 直 곧을 직

숨다	여러 개(十:열 십)의 눈(目:눈 목)으로 숨어 있는(乚:숨을 은) 것을 바르게 볼 수 있다는 뜻을 합하여 '**바르다, 곧다**'를 뜻함.
	곧다, 굳세다, 바르다, 옳다, 펴다, 즉시.

直 곧을 직 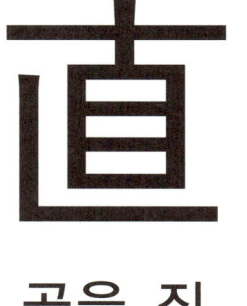 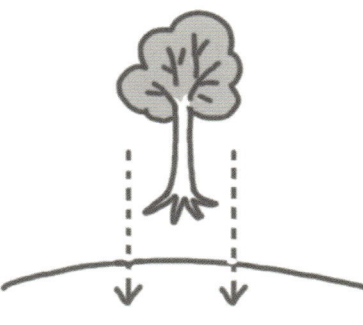 植 심을 식

	나무(木:나무 목)를 곧게(直:곧을 직) 세워 심는다는 뜻이 합(合)하여 「**심다**」를 뜻함.
	심다, 세우다, 수립하다, 자라다, 식물 두다, 기대다, 의지하다.

여러 번 써보세요.

오늘의 한자

숨을 은	곧을 직
곧을 직	심을 식

지나간 한자

스스로 자	몸 신
눈 목	볼 견

활용단어

정직 正(바를 정) 直(곧을 직) : 거짓이나 꾸밈이 없이 성품이 바르고 곧음.

직행 直(곧을 직) 行(다닐 행) : 빠르게 감.

식물 植(심을 식) 物(물건 물)

기출문제

▶다음 ( )안에 공통으로 들어갈 한자를 〈보기〉에서 찾아 쓰시오.

〈보기〉 身   自   面   道

전( ) / ( )體 / 출( )

복습

기억을 떠올려서 써보세요.

일곱째 주

월

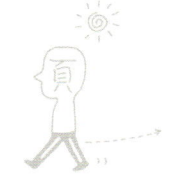

| 머리 혈 | 여름 하 |

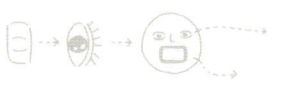

| 눈 목 | 낯 면 |

화

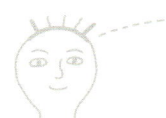

| 스스로 자 | 머리 수 |

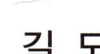

| 쉬엄쉬엄 갈 착 | 길 도 |

수

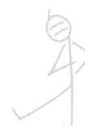

| 스스로 자 | 몸 신 |

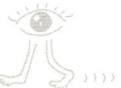

| 스스로 자 | 볼 견 |

목

| 눈 목 | 서로 상 |

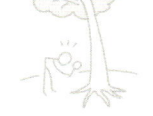

| 서로 상 | 조사할 사 |

금

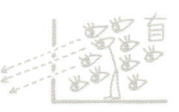

| 숨을 은 | 곧을 직 |

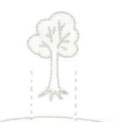

| 곧을 직 | 심을 식 |

이번 주 한자를 복습하면서 어려웠던 글자, 여기에 써 놓으세요.

한자로 문장 채우기

다음 글을 읽고 밑줄 친 부분의 뜻을 가진 한자를 쓰시오.

1. 그는 남들 앞에만 서면 낯이 뻘게지고 말을 못한다. (　　)

2. 그는 출장 가는 길에 고향도 들렀다. (　　)

3. 지친 몸을 침대에 묻다. (　　)

4. 관련 당사자를 모두 검찰로 소환해 조사하다. (　　)

5. 운동장 둘레에 나무를 심다. (　　)

지난 주 한자 복습

지난 주에 배운 한자입니다. 훈과 음을 써보세요.

失　　　　夫

告　　　　洗

宿　　　　先

기출문제정답

일곱째 주

월

▶ 아래 빈칸에 알맞은 한자를 넣어서 사자성어를 완성하세요.

마음 먹은 지 3일이 못 간다. - 결심이 얼마 되지 않아 흐지부지 된다는 말

작심삼 **日**

화

▶ 다음 문장 중 밑줄 친 한자로 표기된 단어의 독음을 쓰시오.

百성은 나라의 근본이다.   (**백**)

동생은 宿제도 다 하기 전에 밖에 나가 놀고 싶어했다.   (**숙**)

수

▶ 다음 글을 읽고 밑줄 친 부분의 뜻을 가진 한자를 쓰시오.

길고 긴 날 여름철에 아름답게 꽃 필 적에 어여쁘신 아가씨들 너를 반겨 놀았도다.

(**日, 夏**)

목

▶ 다음 문장 중 한자로 표기된 단어의 잘못 쓰인 부분을 바르게 고쳐 쓰시오.

효도는 자녀가 해야 할 당연한 刀리이다. (刀 → **道**)

▶ 다음 설명이 뜻하는 한자어는? **②**

남에게 얽매이거나 구속 받거나 하지 않고, 자기 마음대로 행동하는 일.
①洗面 ②自由 ③春夏秋冬 ④禮法

▶ 다음 ( )안에 공통으로 들어갈 한자를 〈보기〉에서 찾아 쓰시오.

〈보기〉 身 自 面 道

전(身) / (身)體 / 출(身)

한자로 문장 채우기 정답

다음 글을 읽고 밑줄 친 부분의 뜻을 가진 한자를 쓰시오.

1. 그는 남들 앞에만 서면 낯이 빨게지고 말을 못한다.   (面)

2. 그는 출장 가는 길에 고향도 들렸다.   (道)

3. 지친 몸을 침대에 묻다.   (身)

4. 관련 당사자를 모두 검찰로 소환해 조사하다.   (査)

5. 운동장 둘레에 나무를 심다.   (植)

8주 한자 사전테스트

▶ **반드시 하셔야 됩니다!** ◀

아래에 나오는 뜻과 음에 해당하는 한자를 써보세요.
테스트 없이 바로 시작하시면 쓸 수 있다고 착각할 수 있습니다.
반드시 사전 테스트를 해보시기 바랍니다.

날 일

쉬울 이 / 볕 양

볕 양

마당 장

달 월

밝을 명

아침 조

쓸 용

고기 육

어질 량

밝을 랑

괘 이름, 그칠 간

뿌리 근

은 은

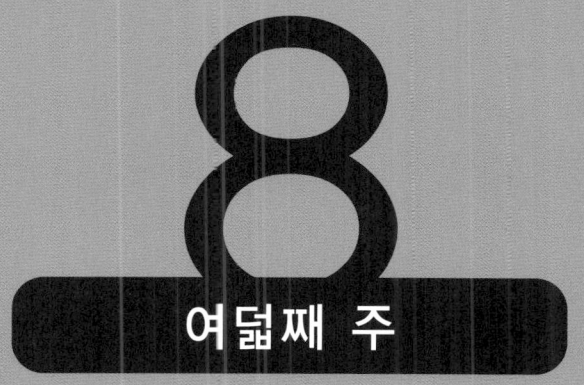

用意周到
용 의 주 도

어떤 일을 하려고 마음을 먹음

| 월 | 요일 | | 여덟째 주 |

日
해 일

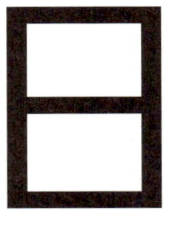

易
쉬울 이 / 볕 양

억지해석

햇볕(易:볕 양)을 쬐면서 다리를 죽 펴고 누워있는 만큼 **쉬운** 것은 없다.

볕, 양지, 해, 태양, 밝다, 선명하다, 쉽다.

陽
볕 양

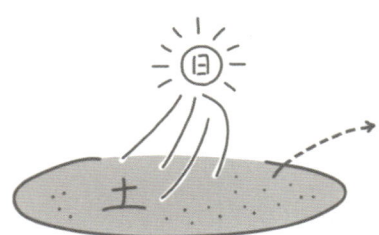

場
마당 장

언덕(阝:언덕 구)의 볕(易:볕 양)이 드는 쪽 → **양지**.

볕, 양지, 해, 태양, 밝다, 선명하다.

억지해석

햇빛(易:볕 양)이 땅(土: 흙 토) 즉, **마당**을 비추고 있다.

마당, 장소, 무대, 시장.

여러 번 써보세요.

오늘의 한자

날 일	쉬울 이 / 볕 양
볕 양	마당 장

지나간 한자

눈 목	서로 상
길 도	조사할 사

활용단어

태양 太(클 태) 陽(볕 양)

양지 陽(볕 양) 地(땅 지) : 햇볕이 바로 드는 곳.

용이 容(얼굴 용) 易(쉬울 이) : 어렵지 아니하고 아주 쉬움.

시장 市(저자 시) 場(마당 장)

농장 農(농사 농) 場(마당 장)

기출문제

▶ 다음 밑줄 친 음에 해당하는 한자를 쓰세요.

그들은 서로의 입장이 상(　　)반되었다.

화 요일   **여덟째 주**

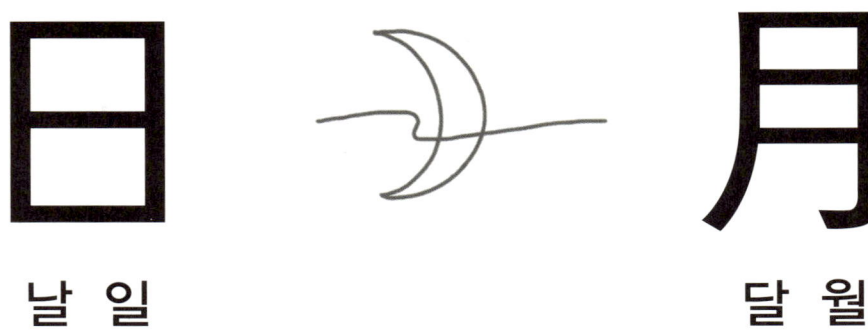

날 일   달 월

언제나 둥근 해(日:날 일)에 비하여 차고 이지러짐이 있으므로 초승달 혹은 반달의 모양을 글자로 삼음.

달, 세월, 다달이.

달 월   밝을 명

해(日:날 일)와 달(月:달 월)이 합해져서 **밝다**는 뜻이 됨.

밝다, 깨끗하다, 빛.

여러 번 써보세요.

오늘의 한자

날 일	달 월
달 월	밝을 명

지나간 한자

숨을 은	곧을 직
볼 견	심을 식

활용단어

월급 月(달 월) 給(줄 급)

분명 分(나눌 분) 明(밝을 명): 틀림없이 확실하게.

명백 明(밝을 명) 白(흰 백): 의심할 바 없이 아주 뚜렷하다.

기출문제

▶다음 한자의 훈(뜻)과 음(소리)를 쓰시오.
 見(/   ) 夏(/   ) 直(/   )

▶다음 밑줄친 빈칸에 공통으로 들어갈 한자를 쓰시오. (   )
 正__ , __선, __전

수요일   여덟째 주

月  朝

달 월   아침 조

달(月:달 월)이 지며 해(日:해 일)가 밝아 온다는 뜻을 합하여 「**아침**」

아침, 문안하다.

月 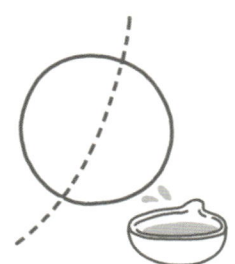 用

달 월   쓸 용

억지해석

달(月)같은 박을 반으로 쪼개어(丨) **사용**하다.

쓰다, 부리다, 작용, 용도, 비용, 효용.

여러 번 써보세요.

오늘의 한자

달 월	아침 조
달 월	쓸 용

지나간 한자

날 일	쉬울 이 / 별 양
별 양	마당 장

활용단어

조선 朝(아침 조) 鮮(고울 선): 아침과 저녁을 아울러 이르는 말.

활용 活(살 활) 用(쓸 용): 이리저리 잘 응용함.

용지 用(쓸 용) 紙(종이 지): 어떤 일에 쓰이는 종이.

기출문제

▶밑줄 친 단어를 한자로 쓰세요.

　　어느 새 눈 녹은 <u>양지</u>(　　　　)에는 싹이 돋아났다.

목요일 여덟째 주

月 달 월

肉 고기 육

고깃덩어리에 칼집을 낸 모양을 그린 것으로 '**고기**'라는 뜻을 갖고 있다.
* 肉자가 부수로 쓰일 때는 '달'을 뜻하는 月(달월)자로 바뀌게 된다.

고기, 살, 몸, 혈연.

良 어질 량

朗 밝을 랑

곡류 중에서 특히 좋은 것만을 골라 내기 위한 기구의 모양을 그린 것으로 「좋다」의 뜻을 나타냄.

좋다, 훌륭하다, 아름답다, 착하다, 곧다, 진실되다.

억지해석

어진(良:어질 량) 사람이 달(月:달 월)처럼 **밝다**.

밝다, 환하다, (소리가) 맑다, 깨끗하다.

여러 번 써보세요.

오늘의 한자

달 월	고기 육
어질 량	밝을 랑

지나간 한자

날 일	달 월
심을 식	밝을 명

활용단어

육체 肉(고기 육) 體(몸 체)

정육 精(정할 정) 肉(고기 육) : 지방이나 뼈 따위를 골라 낸 살코기.

양심 良(어질 양) 心(마음 심) : 사람으로서 마땅히 가져야 할 바르고 착한 마음.

명랑 明(밝을 명) 朗(밝을 랑)

낭랑 朗(밝을 낭) 朗(밝을 랑) : 소리가 명랑한 모습, 빛이 매우 밝음.

기출문제

▶다음 밑줄친 빈칸에 공통으로 들어갈 한자를 쓰시오.

___白, 분___ , 청___

금 요일　　　　　　　　　　　　　　　　여덟째 주

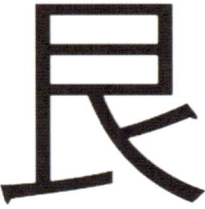　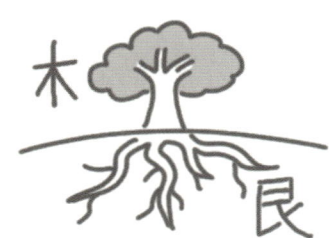　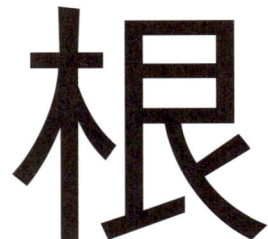

괘 이름 간 / 그칠 간 / 은은　　　　　　　뿌리 근

허리를 굽힌 채 시선을 내리깔고 있는 사람을 그린 것. 한계, 그치다, 멈추다, 한정하다, 머무르다, 어긋나다.	**억지해석** 나무(木:나무 목)를 머무르게 (艮:그칠간) 하는 것은 **뿌리**다. 뿌리, 근본, 근거하다.

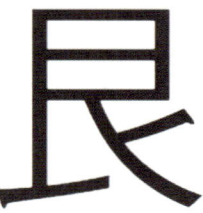　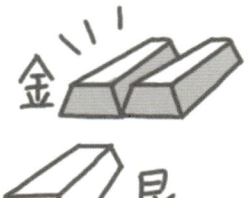　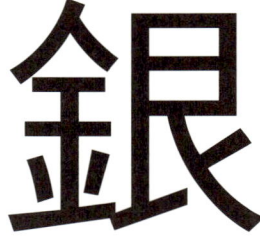

괘 이름 간 / 그칠 간 / 은은　　　　　　　은 은

	억지해석 금(金:쇠 금)에 미치지 못하므로 (艮:그칠 간) **은**(銀:은 은)이다. 은, 돈, 화폐.

여러 번 써보세요.

오늘의 한자		지나간 한자	
괘이름, 그칠 간	뿌리 근	달 월	아침 조
괘이름, 그칠 간	은 은	마당 장	쓸 용

활용단어

근본 根(뿌리 근) 本(근본 본)

은행 銀(은 은) 行(다닐 행)

수은 水(물 수) 銀(은 은) : 상온에서 유일하게 액체 상태로 있는 은백색의 금속 원소.

기출문제

▶다음 단어와 뜻이 반대되는 한자는?

저녁 → (   ) / 日 → (   )

복습

기억을 떠올려서 써보세요.

여덟째 주

월

| 날 일 | 쉬울 이 / 볕 양 |

...

날 일   쉬울 이 / 볕 양

볕 양   마당 장

화

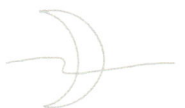

날 일   달 월

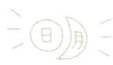

달 월   밝을 명

수

달 월   아침 조

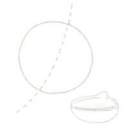

달 월   쓸 용

목

달 월   고기 육

어질 량   밝을 랑

금

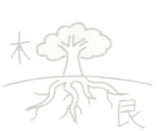

괘이름, 그칠 간   뿌리 근

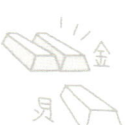

괘이름, 그칠 간   은 은

이번 주 한자를 복습하면서
어려웠던 글자, 여기에 써 놓으세요.

한자로 문장 채우기

다음 글을 읽고 밑줄 친 부분의 뜻을 가진 한자를 쓰시오.

1. 뙤약볕이 맞바로 쏟아지는 한낮. (   )

2. 오늘따라 별빛이 유난스레 밝다. (   )

3. 그는 아침을 거른 채 출근하였다. (   )

4. 배가 고픈데 풀뿌린들 못 먹을까. (   )

5. 빨랫줄이 마당에 걸쳐 있다. (   )

6. 그녀는 은으로 만든 팔찌를 찼다. (   )

지난 주 한자 복습

지난 주에 배운 한자입니다. 훈과 음을 써보세요.

夏   自

植   道

面   身

기출문제정답

여덟째 주

월

▶ 다음 밑줄 친 음에 해당하는 한자를 쓰세요.

그들은 서로의 입장이 상(**相**)반되었다.

화

▶ 다음 한자의 훈(뜻)과 음(소리)를 쓰시오.
見 (**볼 견**) 夏 (**여름 하**) 直 (**곧을 직**)

▶ 다음 밑줄친 빈칸에 공통으로 들어갈 한자를 쓰시오. (**直**)
正___ , ___선, ___전

수

▶ 밑줄 친 단어를 한자로 쓰세요.

어느 새 눈 녹은 양지(**陽地**)에는 싹이 돋아났다.

목

▶ 다음 밑줄친 빈칸에 공통으로 들어갈 한자를 쓰시오. **明**

___白, 분___ , 청___

금

▶ 다음 단어와 뜻이 반대되는 한자는?

저녁 → (朝) / 日 → (月)

한자로 문장 채우기 정답

다음 글을 읽고 밑줄 친 부분의 뜻을 가진 한자를 쓰시오.

1. 뙤약볕이 맞바로 쏟아지는 한낮.　(陽, 昜)

2. 오늘따라 별빛이 유난스레 밝다.　(明)

3. 그는 아침을 거른 채 출근하였다.　(朝)

4. 배가 고픈데 풀뿌린들 못 먹을까.　(根)

5. 빨랫줄이 마당에 걸쳐 있다.　(場)

6. 그녀는 은으로 만든 팔찌를 찼다.　(銀)

9주 한자 사전테스트
▶ 반드시 하셔야 됩니다! ◀

아래에 나오는 뜻과 음에 해당하는 한자를 써보세요.
테스트 없이 바로 시작하시면 쓸 수 있다고 착각할 수 있습니다.
반드시 사전 테스트를 해보시기 바랍니다.

사람 인

이제 금

쇠 금

생각 념

하여금 령

얼음 빙

찰 냉

머리 혈

거느릴 령

여덟 팔

나눌 분

사사로울 사

공평할 공

불 화

벼 화

가을 추

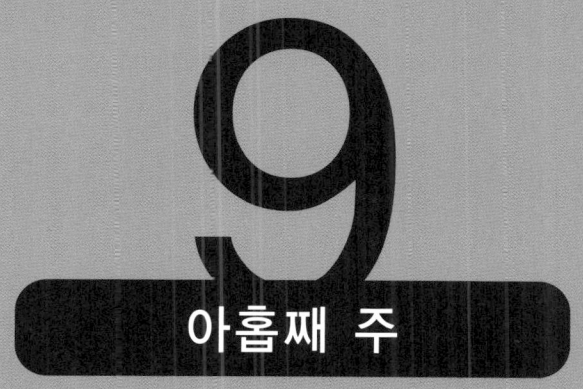

安分知足
안 분 지 족
편안한 마음으로 제 분수를 지키며 만족할 줄을 앎

월요일 아홉째 주

人 사람 인 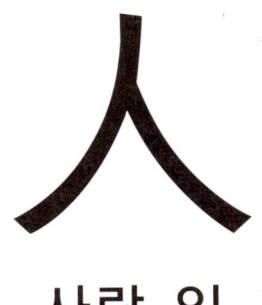 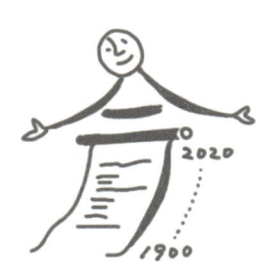 今 이제 금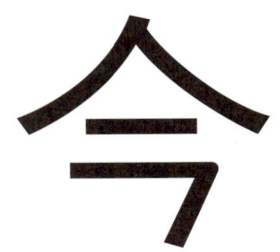

억지해석

사람들의(人:사람 인) 역사가 모여서 **지금**에 이름.

이제, 지금, 오늘, 곧, 바로.

今 이제 금 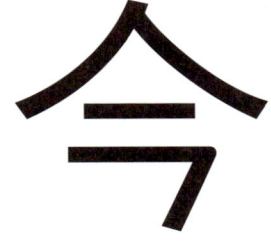 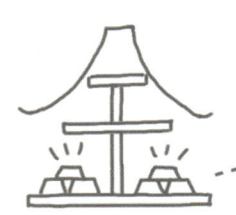 金 쇠 금 / 성씨 김

쇠, 금, 돈, 화폐, 누른빛.

억지해석

왕(王:임금 왕)이 건물지붕(人)아래에 **금**을 모아놓은 모습.

쇠, 금, 돈, 화폐, 누른빛.

여러 번 써보세요.

오늘의 한자

사람 인	이제 금
이제 금	쇠 금

지나간 한자

달 월	고기 육
어질 량	밝을 랑

활용단어

금시초문 今(이제 금) 時(때 시) 初(처음 초) 聞(들을 문)
: 바로 지금 처음으로 들음.

금방 今(이제 금) 方(모 방)

인사 人(사람 인) 事(일 사)

황금 黃(누를 황) 金(쇠 금)

김씨 金(성씨 김) 氏(성 씨)

기출문제

▶다음 밑줄 친 글자를 한자로 쓰세요.
  주민들은 매월(   ) 한 차례씩 모임을 한다.
  섬에서는 뗏목을 이용(   )하여 육지로 이동했다.
▶다음 ( )안에 뜻이 같은 한자를 넣어 단어가 되게 하세요. 明(   )

화 요일   아홉째 주

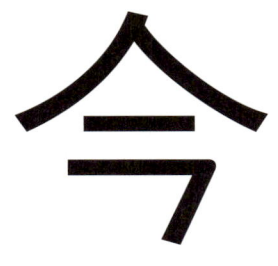 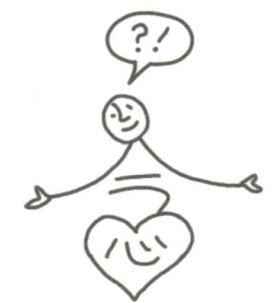 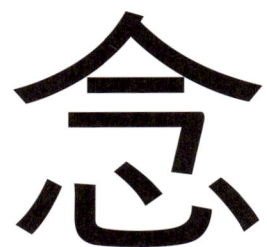

이제 금   생각 념(염)

지금(今:이제 금)의 마음 (心:마음 심)
→ **생각**.

생각하다, 마음에 두다, 기억하다.

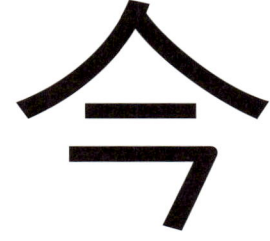 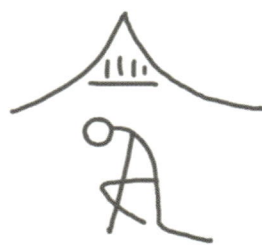 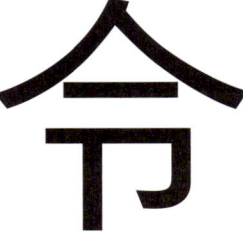

이제 금   하여금 령

건물 지붕(人)아래에서 무릎을 꿇고
복종하게 하다 → **명령**하다.

하여금, 가령, 이를테면, 명령하다,
~하게 하다.

여러 번 써보세요.

오늘의 한자

이제 금   생각 념

이제 금   하여금 령

지나간 한자

그칠 간   뿌리 근

쓸 용   은 은

활용단어

염두 念(생각 염) 頭(머리 두): 머리 속의 생각.

기념 記(기록할 기) 念(생각 념): 지난 일을 상기하여 기억을 새롭게 함.

명령 命(목숨 명) 令(하여금 령): 윗사람이 아랫사람에게 무엇을 하도록 시킴.

기출문제

▶ 다음 한자의 독음을 쓰세요.
銀(　　　)행이 문을 닫을 시간에야 겨우 도착하였다.

▶ 다음 한자와 뜻이 같거나 비슷한 한자를 골라 그 번호를 쓰세요.
根(　　) : ①植　②用　③艮　④本

 요일　　　　　　　　　　　　　　　아홉째 주

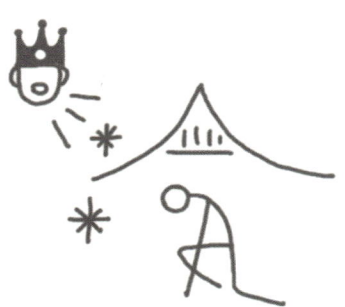

얼음 빙 / 엉길 응　　　　　찰 냉(랭)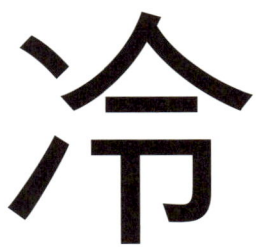

얼음이 언 모양을 본뜬 글자.	'명령(슈: 하여금 령)을 내리는 군주의 모습은 보는 사람의 몸이 얼(冫:얼음 빙) 정도로 차갑다.
얼음, 고체, 얼다, 깨끗하다, 엉기다.	차다, 쌀쌀하다, 얼다.

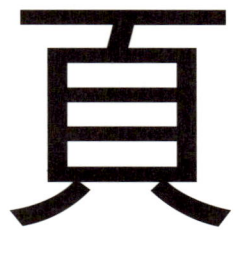　　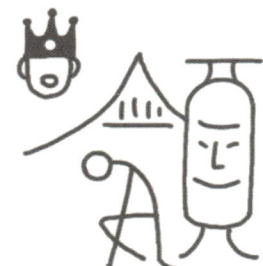　　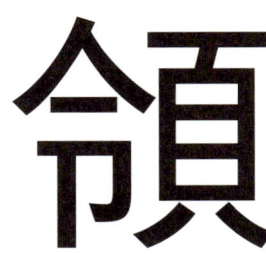

　　머리 혈　　　　　　　　거느릴 령(영)

	억지해석
	군주가 머리(頁:머리 혈) 좋은 신하들을 명령(슈:하여금 령)하면서 **거느리는** 모습.
	거느리다, 다스리다, 받다, 통솔하다.

여러 번 써보세요.

오늘의 한자		지나간 한자	
얼음 빙	찰 냉	사람 인	이제 금
머리 혈	거느릴 령	아침 조	쇠 금

활용단어

냉랭 冷(찰 냉) 冷(찰 랭) : 쌀쌀하게 찬 모양.

영토 領(거느릴 영) 土(흙 토) : 한 나라의 주권이 미치는 땅.

기출문제

▶ 다음 제시된 뜻이 상대 또는 반대되는 한자를 (　)안에 써 넣어 글을 완성하세요.
이제 제법 (　　) 저녁으로 선선한 바람이 분다. (　　)

▶ 다음 밑줄 친 한자어를 한자로 쓰세요.
나는 방금(　　) 그 소식을 들었다.

| 목 요일 | | 아홉째 주 |

八 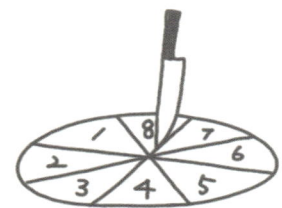 分

여덟 팔　　　　　　　　　나눌 분

네 손가락씩 두 손을 편 모양을 나타내어 「여덟」을 뜻함. 여덟, 팔자형, 나누다.	**억지해석** 어떤 것을 칼로(刀:칼 도) 여러 번 **나누어** 8(八:여덟 팔) 조각을 만들다. 나누다, 베풀어주다, 구별하다, 몫, 분수, 신분.

厶 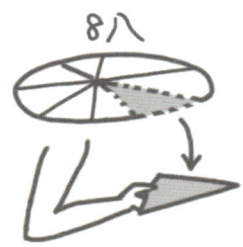 公

사사로울 사 / 아무 모 / 마늘 모　　　　공평할 공

	억지해석 8개(八:여덟 팔)의 조각을 세모 모양 (厶:마늘 모)으로 한쪽씩 **공평**하게 나누는 모습. 공평하다, 함께하다.

여러 번 써보세요.

오늘의 한자		지나간 한자	
여덟 팔	나눌 분	이제 금	생각 념
사사로울 사	공평할 공	어질 량	하여금 령

활용단어

팔방미인 八(여덟 팔) 方(모 방) 美(아름다울 미) 人(사람 인)
: 여러 방면의 일에 능통한 사람.

분별 分(나눌 분) 別(다를 별) : 서로 구별을 지어 가르는 것.

공명정대 公(공평할 공) 明(밝을 명) 正(바를 정) 大(큰 대)
: 마음이 공평하고 사심이 없으며 밝고 큼.

기출문제

▶다음 밑줄 친 한자의 독음을 쓰세요.

선생님께서는 그의 잘못된 시간 관念을 꾸짖었다. (   )

늦어도 속주안에 결정하기로 하였다. (   )

금 요일　　　　　　　　　　　아홉째 주

| 人 사람 인 |  | 火 불 화 |

억지해석

사람(人:사람 인)이 화가 나서 연기 나는 모양 → **불**.

불, 화재, 긴급함의 비유.

| 禾 벼 화 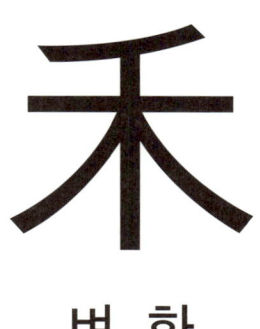 |  | 秋 가을 추 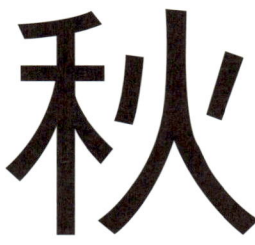 |

곡물의 이삭이 축 늘어진 모양을 본뜸.

벼, 곡식, 줄기.

억지해석

뜨거운 햇볕에 벼(禾:벼 화)가 그을러서 익어가는(火:불 화) **가을**.

가을, 시기, 세월, 여물다.

여러 번 써보세요.

오늘의 한자

사람 인	불 화
벼 화	가을 추

지나간 한자

얼음 빙	찰 냉
머리 혈	거느릴 령

활용단어

화산 火(불 화) 山(메 산)

추석 秋(가을 추) 夕(저녁 석)

춘하추동 春(봄 춘) 夏(여름 하) 秋(가을 추) 冬(겨울 동)

기출문제

▶다음 뜻이 상대 또는 반대되는 한자를 쓰세요.

뜨겁다 ↔ (　　　)

복습

기억을 떠올려서 써보세요.

아홉째 주

 월

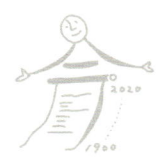

| 사람 인 | 이제 금 |

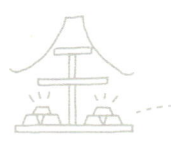

| 이제 금 | 쇠 금 |

 화

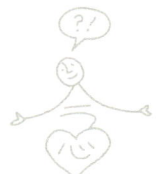

| 이제 금 | 생각 념 |

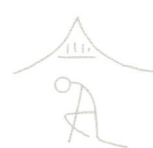

| 이제 금 | 하여금 령 |

 수

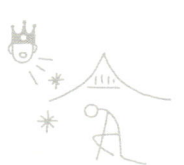

| 얼음 빙 | 찰 냉 |

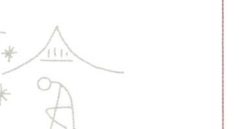

| 머리 혈 | 거느릴 령 |

 목

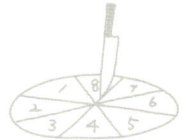

| 여덟 팔 | 나눌 분 |

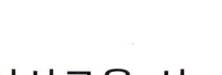

| 사사로울 사 | 공평할 공 |

 금

| 사람 인 | 불 화 |

| 벼 화 | 가을 추 |

이번 주 한자를 복습하면서
어려웠던 글자, 여기에 써 놓으세요.

한자로 문장 채우기

다음 글을 읽고 밑줄 친 부분의 뜻을 가진 한자를 쓰시오.

1. 이제 며칠 후면 졸업이다. (　　)

2. 동업자와 수익을 반반으로 나누다. (　　)

3. 겨울에 춥고 눈보라가 치는 날이면 강바람은 매섭게 차갑다. (　　)

4. 위로는 상사, 아래로는 많은 부하를 거느리다 보니 간혹 회사의 중견 간부들은 곤혹스러운 입장에 처하게 된다. (　　)

5. 어느새 여름이 가고 가을이 왔는지 서늘한 바람이 불었다. (　　)

지난 주 한자 복습

지난 주에 배운 한자입니다. 훈과 음을 써보세요.

陽　　　銀

朗　　　朝

用　　　根

기출문제정답

아홉째 주

월

▶ 다음 밑줄 친 글자를 한자로 쓰세요.
주민들은 매월(月) 한 차례씩 모임을 한다.
섬에서는 뗏목을 이용(用)하여 육지로 이동했다.
▶ 다음 (   )안에 뜻이 같은 한자를 넣어 단어가 되게 하세요. 明(郞)

화

▶ 다음 한자의 독음을 쓰세요.
銀(은)행이 문을 닫을 시간에야 겨우 도착하였다.
▶ 다음 한자와 뜻이 같거나 비슷한 한자를 골라 그 번호를 쓰세요.
根(④) : ①植 ②用 ③艮 ④本

수

▶ 다음 제시된 뜻이 상대 또는 반대되는 한자를 ( )안에 써 넣어 글을 완성하세요.
이제 제법 (朝)저녁으로 선선한 바람이 분다.
▶ 다음 밑줄 친 한자어를 한자로 쓰세요.
나는 방금(今) 그 소식을 들었다.

목

▶ 다음 밑줄 친 한자의 독음을 쓰세요.
선생님께서는 그의 잘못된 시간 관念을 꾸짖었다. (념)
늦어도 今주안에 결정하기로 하였다. (금)

▶다음 뜻이 상대 또는 반대되는 한자를 쓰세요.

뜨겁다 ↔ (冷)

한자로 문장 채우기 정답

다음 글을 읽고 밑줄 친 부분의 뜻을 가진 한자를 쓰시오.

1. 이제 며칠 후면 졸업이다. (今)

2. 동업자와 수익을 반반으로 나누다. (分)

3. 겨울에 춥고 눈보라가 치는 날이면 강바람은 매섭게 차갑다. (冷)

4. 위로는 상사, 아래로는 많은 부하를 거느리다 보니 간혹 회사의 중견 간부들은 곤혹스러운 입장에 처하게 된다. (領)

5. 어느새 여름이 가고 가을이 왔는지 서늘한 바람이 불었다. (秋)

10주 한자 사전테스트
▶ 반드시 하셔야 됩니다! ◀

아래에 나오는 뜻과 음에 해당하는 한자를 써보세요.
테스트 없이 바로 시작하시면 쓸 수 있다고 착각할 수 있습니다.
반드시 사전 테스트를 해보시기 바랍니다.

기슭 엄
_____

숯 탄
_____

내 천
_____

재앙 재
_____

말씀 담
_____

힘 력
_____

일할 로
_____

들 입
_____

안 내
_____

병질 엄
_____

병 병
_____

마칠 졸
_____

나무 목
_____

올 래
_____

큰 대
_____

인할 인
_____

끝 말
_____

10
열번째 주

烏合之卒
오 합 지 졸

까마귀가 모인 것처럼 질서가 없이 모인 병졸이라는 뜻으로,
임시로 모여들어서 규율이 없고 무질서한 병졸 또는 군중을
이르는 말

월요일　　　　　열번째 주

厂 기슭 엄

炭 숯 탄

벼랑의 위쪽이 앞으로 튀어나와 그 밑에서 사람이 살 만한 곳을 이룬 모양을 본뜬 글자.

기슭, 언덕.

산(山: 메 산)의 언덕 (厂:기슭 엄)에서 불(火:불 화)을 피워 나무를 태운 것 → 「**숯**」을 뜻함.

숯, 목탄, 석탄, 재.

巛 내 천

災 재앙 재

물이 흐르는 모양을 본떠 「내, 개울」의 뜻을 나타낸 글자.

내, 계속해서, 끊임없이.

억지해석

홍수(巛:내 천)나 화재(火:불 화) 같은 **재앙**.

재앙, 화재, 죄악, 불태우다, 재앙을 내리다, 응징하다.

여러 번 써보세요.

오늘의 한자		지나간 한자	
기슭 엄	숯 탄	여덟 팔	나눌 분
내 천	재앙 재	사사로울 사	공평할 공

활용단어

탄산수 炭(숯 탄)酸(실 산) 水(물 수)

연탄 煉(달굴 연) 炭(숯 탄)

재해 災(재앙 재) 害(해할 해) : 재앙으로부터 받은 피해.

화재 火(불 화) 災(재앙 재)

기출문제

▶다음 ( )안에 알맞은 한자를 넣어 한자성어를 완성하세요.
　安( )知足 : 제 분수를 지키고 만족할 줄을 앎.

▶다음 글의 밑줄 친 단어를 한자로 쓰세요.
　어린이는 대부분의 공공요금이 반액이다. (　　)

화요일   열번째 주

火 불 화   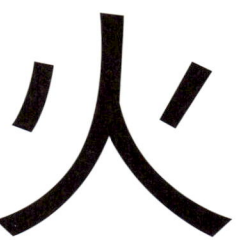   談 말씀 담

화롯가(炎:불꽃 염)에 앉아 **이야기**(言:말씀 언)를 나누다. → **이야기하다**.

말씀, 이야기, 언론, 농담하다.

力 힘 력   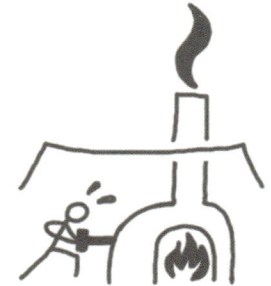   勞 일할 로(노)

팔에 힘을 주었을 때 근육이 불거진 모양.

힘, 일꾼, 힘쓰다, 부지런히 일하다.

억지해석

지붕 아래에서(冖) 풀무질 하면서 힘(力:힘 력)을 쓰면서 **일했더니** 굴뚝 위로 불꽃이 올라가는 것을 상상할 것.

일하다, 힘들이다, 애쓰다, 수고, 노고.

여러 번 써보세요.

오늘의 한자

불 화	말씀 담
힘 력	일할 로

지나간 한자

사람 인	불 화
벼 화	가을 추

활용단어

담합 談(말씀 담) 合(합할 합) : 서로 의논함.

속담 俗(풍속 속) 談(말씀 담)

노력 勞(일할 노) 力(힘 력) : 힘을 들이어 일함.

공로 功(공로 공) 勞(일할 로) : 어떤 목적을 이루는 데 힘쓴 노력이나 수고.

기출문제

▶ 다음 훈과 음에 맞는 한자를 쓰세요.
　가을 추(　　)

▶ 다음 풀이에 알맞은 한자어를 쓰세요.
　불에 익힌 음식을 먹음, 또는 그 음식 → ___식

수요일   열번째 주

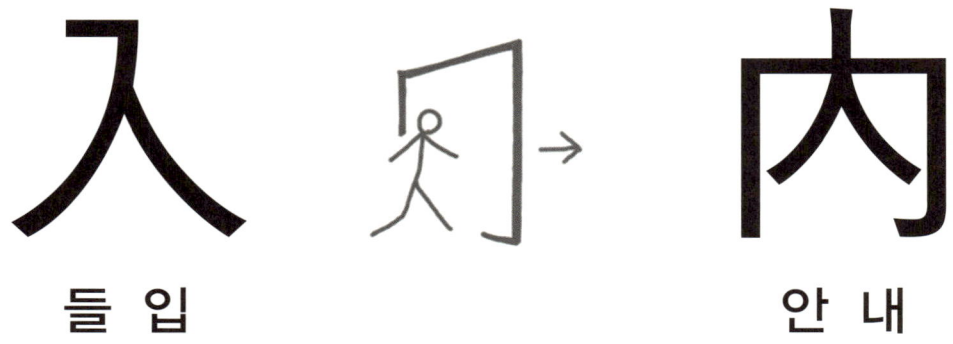

들 입   **안 내**

사람이 입구로 들어가는 뒷모습을 그린 모양.

들다, 수입, 입성.

억지해석

문의 **안**(冂:멀 경)쪽으로 들어가다(入:들 입).

안, 속, 아내, 국내.

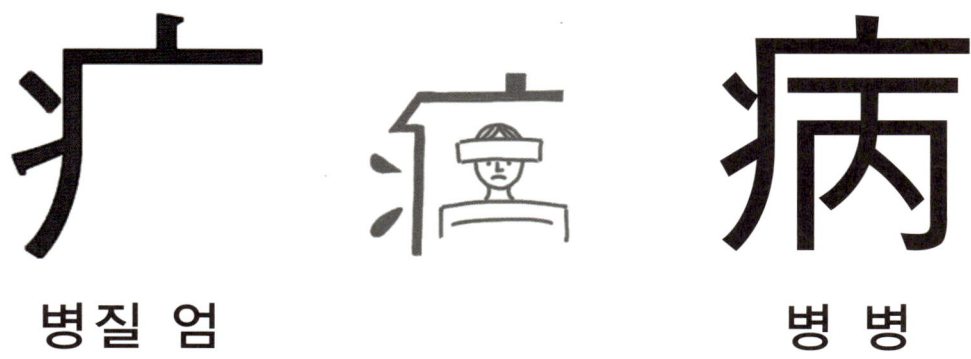

병질 엄   **병 병**

억지해석

집(广:집 엄)에서 땀이나 피(冫)를 흘림. → **병들다**.

병들어 기대다, 앓다, 병.

억지해석

집(广:집 엄)에서 사람(人:사람 인)이 머리 위에 수건(一)을 올린 채 땀 또는 피(;)를 흘리며 누워있음 → **병들다**.

병, 질병, 근심, 앓다, 괴로워하다.

여러 번 써보세요.

오늘의 한자

들 입	안 내
병질 엄	병 병

지나간 한자

기슭 엄	숯 탄
내 천	재앙 재

활용단어

출입 出(날 출) 入(들 입)

입력 入(들 입) 力(힘 력)

실내 室(집 실) 內(안 내)

생로병사 生(날 생) 老(늙을 로) 病(병 병) 死(죽을 사):
사람이 나고 늙고 병들고 죽는 네 가지 고통.

기출문제

▶다음 한자의 훈과 음을 쓰세요.

災(　　) / 炭(　　)

목요일 열번째 주

人 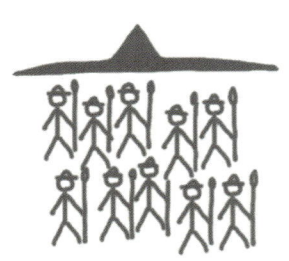 卒
사람 인   마칠 졸 / 군사 졸

억지해석

허름한 갓(亠)을 쓴 사람들 (人:사람 인)이 열(十:열 십)명이 있음. 즉 병졸들이 모여 있는 모습 → **병졸**들은 일선에서 죽기 때문에 **마치다**, 죽다, 끝내다 라는 뜻임.

마치다, 끝내다, 죽다, 드디어.

木 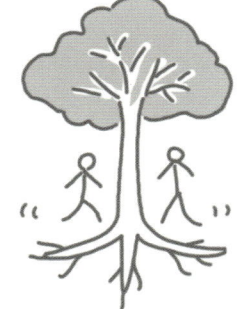 來
나무 목   올 래(내)

억지해석

두 사람(人:사람 인)이 나무 (木:나무 목) 사이로 오다. → **오다**.

오다, 돌아오다, 앞으로, 미래, 후세.

여러 번 써보세요.

오늘의 한자		지나간 한자	
사람 인	마칠 졸	불 화	말씀 담
나무 목	올 래	힘 력	일할 로

활용단어

졸업 卒(마칠 졸) 業(업 업): 일정한 규정이 있는 학업을 마침.

미래 未(아닐 미) 來(올 래): 아직 오지 않은 때.

내원 來(올 래) 院(집 원): 환자가 치료를 받기 위하여 병원에 찾아옴.

기출문제

▶다음 밑줄 친 한자의 독음을 쓰세요.
　기차가 덜컹거리며 속力을 내기 시작했다. (　　)

▶다음 한자의 훈과 음을 쓰세요.
　勞 (　　) / 談 (　　)

금 요일　　　　　　　　　　열번째 주

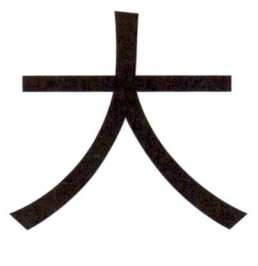 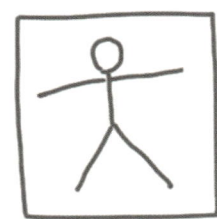 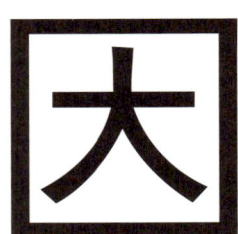

큰 대　　　　　　　　　인할 인

| | 방 속에 또는 침대(囗)에 사람이 두 팔 벌려 누워있는 모양(大:큰 대).
 억지해석
 사람이 두팔 벌려 침대(囗) 누우려고 하는 데는 다 **이유**가 있다. / 인하다, 원인, 인연, 말미암다. |

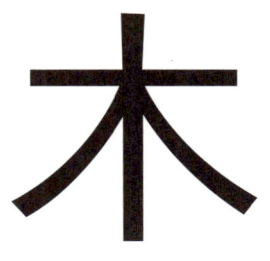 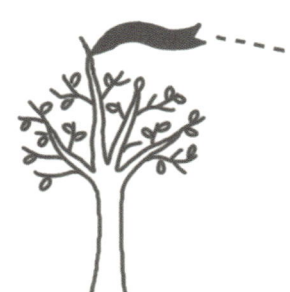 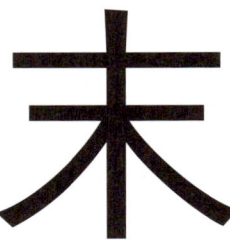

나무 목　　　　　　　　끝 말

| | 나무(木:나무 목)의 위쪽에 표적(一)을 붙여 나무의 가지 끝을 나타냄 → **끝**.

 끝, 꼭대기, 마지막, 마침내, 드디어. |

여러 번 써보세요.

오늘의 한자

큰 대	인할 인
나무 목	끝 말

지나간 한자

들 입	안 내
병질 엄	병 병

활용단어

원인 原(근본 본) 因(인할 인): 어떤 일의 근본이 되는 까닭.

인과 因(인할 인) 果(결과 과): 원인과 결과.

종말 終(마칠 종) 末(끝 말): 끝.

말세 末(끝 말) 世(인간 세): 정치, 도덕, 풍속 따위가 아주 쇠퇴하여 끝판이 다 된 세상.

기출문제

▶다음 풀이에 맞는 한자를 쓰세요.

병을 치료하기 위하여 환자가 따로 거처하는 방 : ____실

복습

기억을 떠올려서 써보세요.

열번째 주

월

기슭 엄

숯 탄

내 천

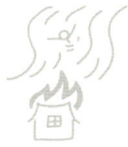
재앙 재

화

불 화

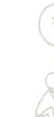
말씀 담

힘 력

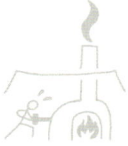
일할 로

수

들 입

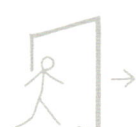
안 내

병질 엄

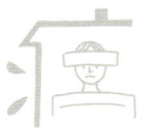
병 병

목

사람 인

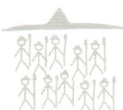
마칠 졸

나무 목

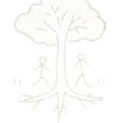
올 래

금

큰 대

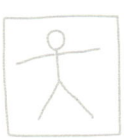
인할 인

나무 목

끝 말

이번 주 한자를 복습하면서
어려웠던 글자, 여기에 써 놓으세요.

한자로 문장 채우기

다음 글을 읽고 밑줄 친 부분의 뜻을 가진 한자를 쓰시오.

1. 조국을 위하여 목숨을 바쳐 일하다. (   )

2. 선생님 말씀에 주의를 기울이다. (   )

3. 1박 2일의 짧은 여정을 마치다. (   )

4. 지나치게 발달한 기술문명이 재앙을 가져올 수 있다. (   )

5. 빨간 숯덩이가 담겨 있는 화로가 정겨웠다. (   )

6. 묵은 해가 가고 새해가 오다. (   )

지난 주 한자 복습

지난 주에 배운 한자입니다. 훈과 음을 써보세요.

念	冷
領	公
秋	金

기출문제정답

열번째 주

월

▶ 다음 ( )안에 알맞은 한자를 넣어 한자성어를 완성하세요.
安(分)知足 : 제 분수를 지키고 만족할 줄을 앎.

▶ 다음 글의 밑줄 친 단어를 한자로 쓰세요.
어린이는 대부분의 공공요금이 반액이다. (公)

화

▶ 다음 훈과 음에 맞는 한자를 쓰세요.
가을 추 (秋)

▶ 다음 풀이에 알맞은 한자어를 쓰세요.
불에 익힌 음식을 먹음, 또는 그 음식 → 火식

수

▶ 다음 한자의 훈과 음을 쓰세요.

災 (재앙 재) / 炭 (숯 탄)

목

▶ 다음 밑줄 친 한자의 독음을 쓰세요.
기차가 덜컹거리며 속力을 내기 시작했다. (력)

▶ 다음 한자의 훈과 음을 쓰세요.
勞 (일할 로) / 談 (말씀 담)

▶ 다음 풀이에 맞는 한자를 쓰세요.

병을 치료하기 위하여 환자가 따로 거처하는 방 : 病실

한자로 문장 채우기 정답

다음 글을 읽고 밑줄 친 부분의 뜻을 가진 한자를 쓰시오.

1. 조국을 위하여 목숨을 바쳐 일하다. (勞)

2. 선생님 말씀에 주의를 기울이다. (談)

3. 1박 2일의 짧은 여정을 마치다. (卒)

4. 지나치게 발달한 기술문명이 재앙을 가져올 수 있다. (災)

5. 빨간 숯덩이가 담겨 있는 화로가 정겨웠다. (炭)

6. 묵은 해가 가고 새해가 오다. (來)

11주 한자 사전테스트
▶ 반드시 하셔야 됩니다! ◀

아래에 나오는 뜻과 음에 해당하는 한자를 써보세요.
테스트 없이 바로 시작하시면 쓸 수 있다고 착각할 수 있습니다.
반드시 사전 테스트를 해보시기 바랍니다.

끝 말

근본 본

나무 목

쉴 휴

말 두

헤아릴 료

벼 화

과목 과

기운기 엄

기운 기

물끓는 김 기

점 복

성씨 박

수풀 림

실 사

즐거울 락

약 약

11
열한번째 주

安貧樂道
안 빈 낙 도

가난한 생활을 하면서도 편안한 마음으로 도를 즐겨 지킴

월요일 열한번째 주

末 끝 말

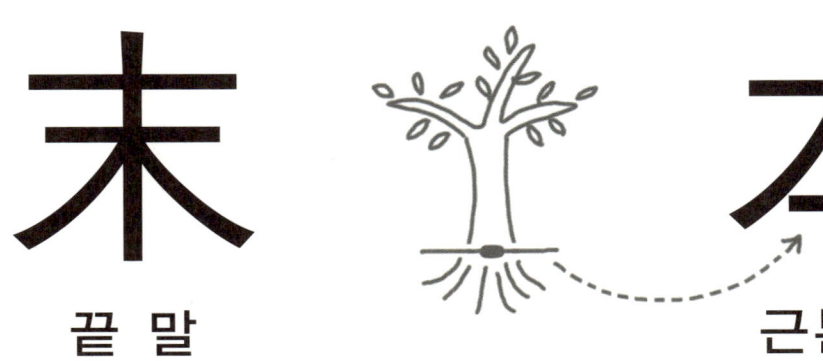

本 근본 본

나무(木:나무 목)의 위쪽에 표적(一)을 붙여 나무의 가지 끝을 나타냄.

끝, 꼭대기, 마지막, 마침내, 드디어.

나무(木) 아래쪽에 표를 붙여 나무의 뿌리 밑을 나타냄. → **근본**.

근본, 뿌리, 원래, 근원, 본원, 조상.

木 나무 목

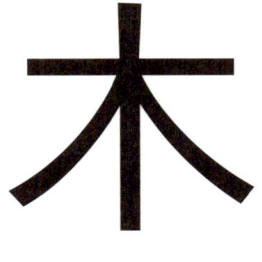
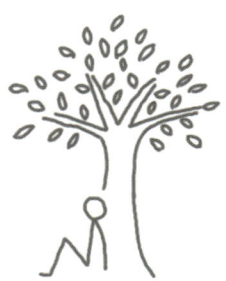

休 쉴 휴

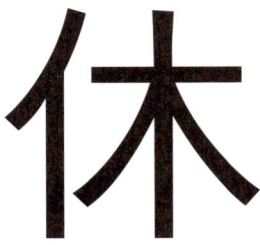

사람(亻:사람 인)이 나무(木:나무 목)에 기대서 **쉬다**.

쉬다, 휴식하다, 그만두다.

여러 번 써보세요.

오늘의 한자

끝 말	근본 본
나무 목	쉴 휴

지나간 한자

사람 인	마칠 졸
나무 목	올 래

활용단어

결말 結(맺을 결) 末(끝 말) : 어떤 일이 마무리 되는 끝.

말년 末(끝 말) 年(해 년) : 일생의 마지막 무렵.

본인 本(근본 본) 人(사람 인) : 어떤 일에 직접 관계가 있거나 해당되는 사람.

견본 見(볼 견) 本(근본 본) : 전체 상품의 품질이나 상태 따위를 알아볼 수 있도록 본보기로 보이는 물건.

공휴일 公(공평할 공) 休(쉴 휴) 日(날 일) : 국경일, 경축일, 일요일같이 국가나 사회에서 정하여 다 함께 쉬는 날.

기출문제

▶다음 밑줄 친 한자어의 독음을 쓰세요.
그는 <u>卒</u>병으로 입대하여 많은 공을 세웠다. (   )

▶다음 한자의 뜻과 반대되는 한자를 쓰세요.
去 ↔ (   )

화요일   열한번째 주

斗
말 두

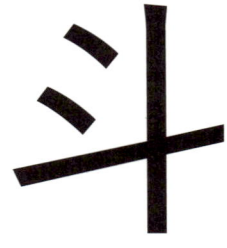

料
헤아릴 료(요)

물건의 양을 재는 자루가 달린 국자의 모양을 본뜸.	쌀(米: 쌀 미)을 말(斗: 말 두)로 양을 **헤아리다**.
말(용량의 단위).	헤아리다, 생각하다, 세다, 값.

禾
벼 화

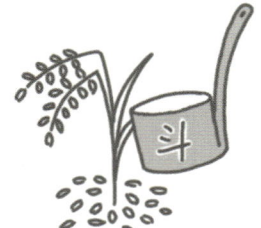

科
과목 과

	벼(禾:벼 화)의 품질을 가늠하기 위해 말(斗:말 두)로 퍼내는 **과정**.
	과목, 과정.

여러 번 써보세요.

오늘의 한자

말 두	헤아릴 료
벼 화	과목 과

지나간 한자

큰 대	인할 인
나무 목	끝 말

활용단어

재료 材(재목 재) 料(헤아릴 료): 물건을 만드는 데 드는 원료.

요리 料(헤아릴 료) 理(다스릴 리): 여러 조리 과정을 거쳐 음식을 만듦.

과목 科(과목 과) 目(눈 목): 공부할 지식 분야를 갈라놓은 것.

교과 敎(가르칠 교) 科(과목 과): 학교에서 교육의 목적에 맞게 가르쳐야 할 내용을 계통적으로 짜 놓은 일정한 분야.

기출문제

▶다음 한자의 독음을 쓰세요.
末기(　　) / 원因(　　)

▶다음 밑줄친 글자를 한자로 바꾸어 보세요.
백년대계 (　　　)

| 수 요일 | 열한번째 주 |

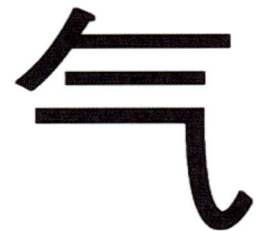  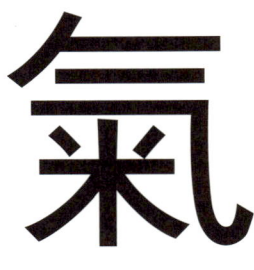

기운기 엄	기운 기
구름이 흘러가는 모습을 그린 것. 기운, 기세, 힘, 숨, 공기, 바람, 기후, 날씨, 기체.	밥(米:쌀 미)을 지을 때 증기 (气:기운기 엄)가 올라가는 모양. 기운, 기세, 힘, 숨, 공기, 바람, 기후 날씨, 기체.

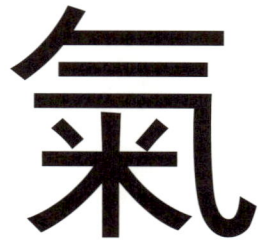 

기운 기	물끓는 김 기
	물(氵:물 수) + 증기(气:기운기 엄) → 수증기. 수증기, 증기.

여러 번 써보세요.

오늘의 한자

기운기 엄	기운 기
기운 기	물끓는 김 기

지나간 한자

끝 말	근본 본
나무 목	쉴 휴

활용단어

공기 空(빌 공) 氣(기운 기) : 그 자리에 감도는 기분이나 분위기.

기력 氣(기운 기) 力(힘 력) : 사람의 몸으로 활동할 수 있는 정신과 육체의 힘.

기차 汽(물끓는 김 기) 車(수레 차) : 기관차에 여객차나 화물차를 연결하여 궤도 위를 운행하는 차량.

기출문제

▶다음 글의 밑줄 친 글자를 한자로 쓰세요.

비바람이 점차 거세지자 당국은 <u>휴</u>교 조치를 취했다. (   )

목 요일 　　　　　　　　　　　　　　　　　　　열한번째 주

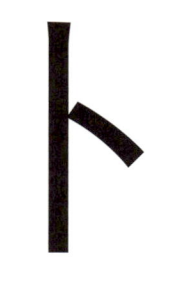 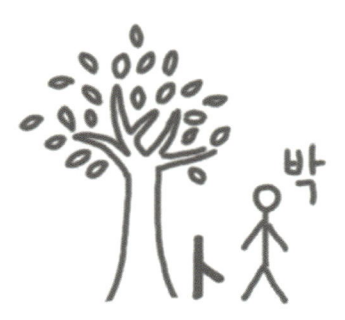 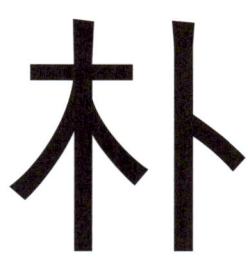

卜 　　　　　　　　　　　　　　　朴
점 복　　　　　　　　　　　성씨 박 / 칠 복

점, 점괘, 점쟁이, 점치다.	나무(木:나무 목) 껍질이 갈라져(卜: 점 복) 자연 그대로라는 뜻이 합하여 「순박하다」를 뜻함. 성(姓:성씨 성)의 하나, 순박하다, 소박하다, 치다, 때리다.

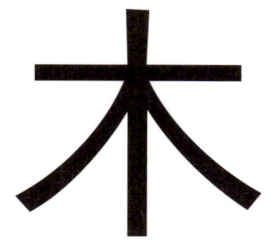 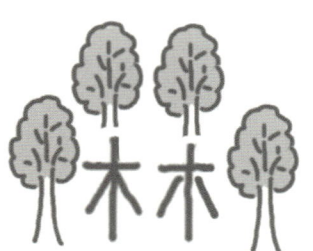

木 　　　　　　　　　　　　　　　林
나무 목　　　　　　　　　　　　수풀 림(임)

	나무(木:나무 목)가 둘 겹쳐 나무가 많은 **수풀**을 뜻함. 수풀, 숲, 모임, 집단, 많은 모양.

여러 번 써보세요.

오늘의 한자

점 복	성씨 박
나무 목	수풀 림

지나간 한자

말 두	헤아릴 료
벼 화	과목 과

활용단어

순박 純(순수할 순) 朴(성씨 박): 순진하고 솔직함.

산림 山(메 산) 林(수풀 림): 산과 숲.

임야 林(수풀 림) 野(들 야): 나무가 무성한 들.

기출문제

▶ 다음 밑줄 친 한자의 독음을 쓰세요.

원料, 사料 (   )

171

금요일 열한번째 주

糸 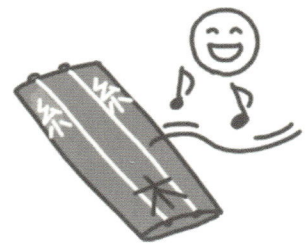 樂

실 사 　　　　　즐거울 락(낙)/노래 악/좋아할 요

억지해석

오동나무(木:나무 목)에 흰(白:흰 백) 실(絲:실 사)을 매달아 거문고를 만들어 노래하면서 놀음 → **즐겁다**.

좋아하다, 바라다, 즐기다, 노래, 연주하다.

樂 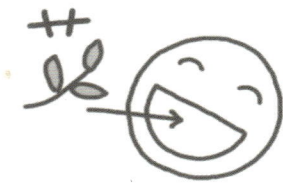 藥

즐거울 락(낙) 　　　　　약 약

약초(艹:풀 초)를 먹고 다시 즐거운 (樂:즐거울 락) 상태로 되돌아간다는 뜻. → 즐겁게 만드는 풀 = **약**.

약, 약초, 독, 고치다.

여러 번 써보세요.

오늘의 한자		지나간 한자	
실 사	즐거울 락	기운기 엄	기운 기
즐거울 락	약 약	마칠 졸	물끓는 김 기

활용단어

안락 安(편안 안) 樂(즐길 락) : 몸과 마음이 편안하고 즐거움.

음악 音(소리 음) 樂(노래 악)

약방감초 藥(약 약) 房(방 방) 甘(달 감) 草(풀 초) : 무슨 일이나 빠짐없이 끼임.

약국 藥(약 약) 局(판 국) : 약사가 약을 조제하거나 파는 곳.

기출문제

▶다음 한자의 훈과 음을 쓰세요.

汽 (   )

복습

기억을 떠올려서 써보세요.

열한번째 주

월

끝 말   근본 본

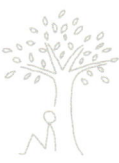

나무 목   쉴 휴

화

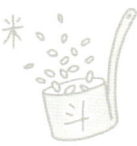

말 두   헤아릴 료

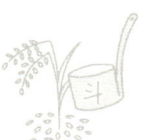

벼 화   과목 과

수

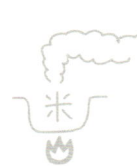

기운기 엄   기운 기

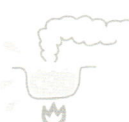

기운 기   물끓는 김 기

목

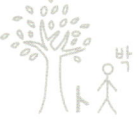

점 복   성씨 박

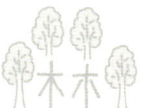

나무 목   수풀 림

금

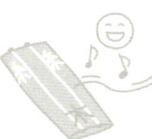

실 사   즐거울 락

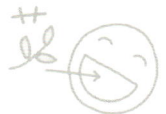

즐거울 락   약 약

이번 주 한자를 복습하면서
어려웠던 글자, 여기에 써 놓으세요.

한자로 문장 채우기

다음 글을 읽고 밑줄 친 부분의 뜻을 가진 한자를 쓰시오.

1. 오랜 여행 끝에 피로가 겹쳤다. (   )

2. 완쾌될 때까지 집에서 쉬다. (   )

3. 약 기운 때문인지 무척 졸린다. (,   )

4. 고향 친구들과 함께하는 귀향길은 언제나 즐겁다. (   )

5. 앞일을 헤아리다. (   )

지난 주 한자 복습

지난 주에 배운 한자입니다. 훈과 음을 써보세요.

卒

談

勞

因

病

炭

기출문제정답

열한번째 주

월

▶다음 밑줄 친 한자어의 독음을 쓰세요.
그는 <u>卒</u>병으로 입대하여 많은 공을 세웠다. (졸)

▶다음 한자의 뜻과 반대되는 한자를 쓰세요.
去 ↔ (來)

화

▶다음 한자의 독음을 쓰세요.
末기(말) / 원因(인)

▶다음 밑줄친 글자를 한자로 바꾸어 보세요.
<u>백년대</u>계 (百年大)

수

▶다음 글의 밑줄 친 글자를 한자로 쓰세요.
비바람이 점차 거세지자 당국은 <u>휴</u>교 조치를 취했다. (休)

목

▶다음 밑줄 친 한자의 독음을 쓰세요.
원<u>料</u>, 사<u>料</u> (료)

금

▶다음 한자의 훈과 음을 쓰세요.

汽 (물끓는 김 기)

한자로 문장 채우기 정답

다음 글을 읽고 밑줄 친 부분의 뜻을 가진 한자를 쓰시오.

1. 오랜 여행 끝에 피로가 겹쳤다. (末)

2. 완쾌될 때까지 집에서 쉬다. (休)

3. 약 기운 때문인지 무척 졸린다. (藥 , 氣)

4. 고향 친구들과 함께하는 귀향길은 언제나 즐겁다. (樂)

5. 앞일을 헤아리다. (料)

12주 한자 사전테스트
▶ 반드시 하셔야 됩니다! ◀

아래에 나오는 뜻과 음에 해당하는 한자를 써보세요.
테스트 없이 바로 시작하시면 쓸 수 있다고 착각할 수 있습니다.
반드시 사전 테스트를 해보시기 바랍니다.

마을 촌
_____
나무 수
_____
새 추
_____
모을 집
_____
수컷 웅
_____
넉 사
_____
서쪽 서
_____
닭 유
_____
술 주
_____
의원 의
_____
한 일
_____
아래 하
_____
아닐 불
_____
윗 상
_____
그칠 지
_____
바를 정
_____

12
열두번째 주

正正堂堂
정 정 당 당
태도나 처지가 바르고 떳떳함

월요일　　　　　　　　　　　　　　열두번째 주

村　　　　　　　樹
마을 촌　　　　　나무 수

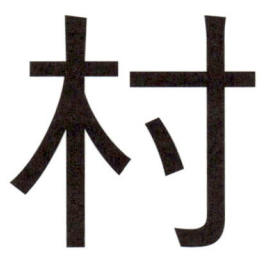

나무(木:나무 목)와 마디(寸:마디)가 결합한 모습으로 '마을'이나 '시골'이라는 뜻을 가진 글자임.

마을, 시골.

억지해석

어떤 마을(村:마을 촌)에서 콩(효:콩 두) **나무**를 10(十:열 십)개 심었다.

나무, 심다, 세우다, 막다.

隹　　　　　　　集
새 추　　　　　　모을 집

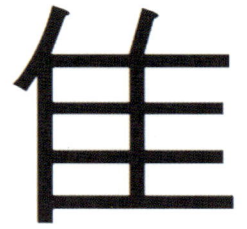 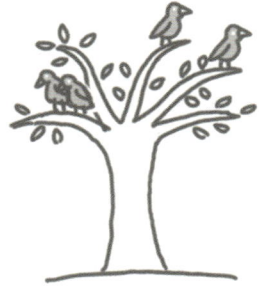

꼬리가 짧고 뚱뚱한 새를 본떠, 작은 새.

새, 뻐꾸기, 높다, 산의 모양.

나무(木:나무 목)위에 새 (隹:새 추)가 모여서 앉아 있는 것을 나타낸 글자로 「**모이다**」 뜻함.

모으다, 모이다, 가지런하다.

여러 번 써보세요.

오늘의 한자

마을 촌	나무 수
새 추	모을 집

지나간 한자

점 복	성씨 박
나무 목	수풀 림

활용단어

강촌 江(강 강) 村(마을 촌): 강가에 있는 마을.
수목 樹(나무 수) 木(나무 목): 살아있는 나무.
과수 果(열매 과) 樹(나무 수): 열매를 얻기 위하여 가꾸는 나무를 통틀어 이르는 말.
집중 集(모을 집) 中(가운데 중): 한 가지 일에 모든 힘을 쏟아 부음.
집대성 集(모을 집) 大(큰 대) 成(이룰 성): 많은 훌륭한 것을 모아서 하나의 완전한 것으로 만들어 내는 일.

기출문제

▶ 다음 밑줄 친 음에 해당하는 한자를 쓰세요.

각종 표본을 수집하기 위해 <u>산림</u>지대를 순찰하였다. (   )

화 요일 열두번째 주

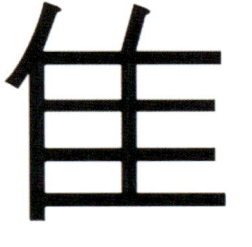
새 추

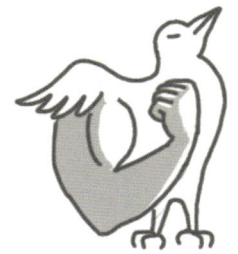
雄
수컷 웅

억지해석

팔뚝(厷:팔뚝 굉)에 힘주고 있는 모양+새(隹: 새 추) → **수컷**.

수컷, 두목, 씩씩하다, 용감하다, 이기다, 뛰어나다, 웅장하다.

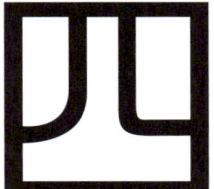
넉 사

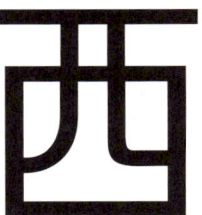
서쪽 서

넷

서쪽, 서양, (서쪽으로)가다.

여러 번 써보세요.

오늘의 한자

새 추	수컷 웅
넉 사	서쪽 서

지나간 한자

실 사	즐거울 락
끝 말	약 약

활용단어

웅장 雄(수컷 웅) 壯(장할 장): 으리으리하게 크고도 굉장함.

영웅 英(꽃부리 영) 雄(수컷 웅)

사방 四(넉 사) 方(모 방): 동, 서, 남, 북 네 방위를 통틀어 이르는 말.

서해 西(서녘 서) 海(바다 해)

기출문제

▶ 다음 밑줄 친 한자의 독음을 쓰세요.
대회의 규정에 따라 금지 藥물을 복용한 선수는 탈락하였다. (　　)
노인은 安樂 의자에 앉아 쉬고 있었다. (　　)

▶ 다음 (　) 안에 들어갈 한자를 써서 한자어를 만드세요.
良(　)苦口: 좋은 약은 입에 쓰다는 말. (　　)

수요일   열두번째 주

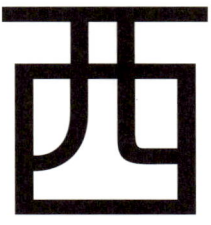 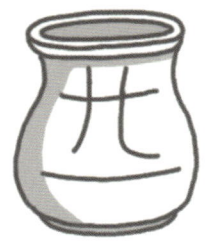 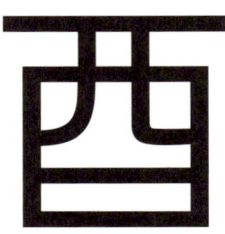

서쪽 서　　　　　　　　　　　닭 유

	술을 빚는 술 단지의 모양을 본뜸. 본디 술의 뜻.
	닭, 술, 술을 담는 그릇.

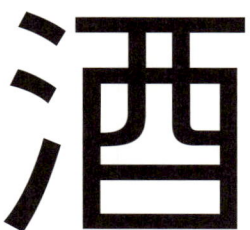 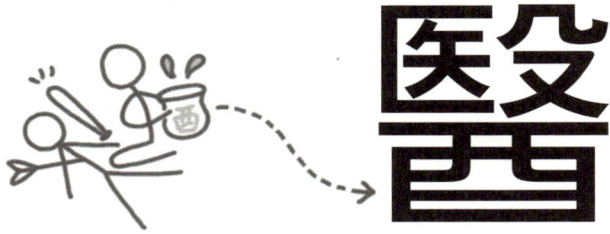

술 주　　　　　　　　　　　의원 의

술, 잔치, 술자리, 마시다.	**억지해석** 화살(矢:화살 시)맞은 사람, 몽둥이 (殳:몽둥이 수)로 맞아서 아픈 사람을 마취제 즉, 술(酉: 술 유)로 치료하는 의사.
	의원, 의사, 의술, 의학, 고치다, 치료하다.

여러 번 써보세요.

오늘의 한자

서쪽 서	닭 유
술 주	의원 의

지나간 한자

마을 촌	나무 수
새 추	모을 집

활용단어

음주 飮(마실 음) 酒(술 주): 술을 마심.

주도 酒(술 주) 道(길 도): 술 마시거나 술자리에 있을 때의 도리.

의원 醫(의원 의) 院(집 원): 진료 시설을 갖추고 주로 외래 환자를 대상으로 의사가 의료 행위를 하는 곳.

의사 醫(의원 의) 師(스승 사): 병을 진찰, 치료하는 사람. 의술과 약으로 병을 고치는 것을 업으로 삼는 사람.

기출문제

▶다음 글의 밑줄 친 단어를 한자로 쓰세요.
정부는 <u>농촌</u> 경제를 살리기 위하여 노력하였다. (   )

▶다음 글의 밑줄 친 단어를 한자로 쓰세요.
대중 음악 순위를 <u>집</u>계하였다. (   )

목 요일 열두번째 주

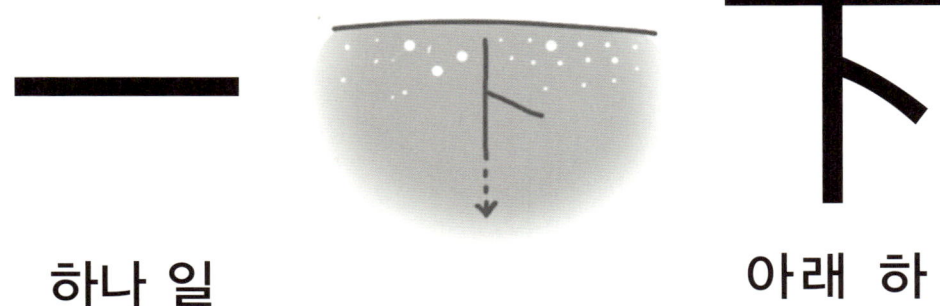

하나 일 　　　　　　　　　아래 하

넓은 대지(一)+(卜)은 땅 **아래**를 가리키고 있다.

아래, 밑, 내리다, 낮추다.

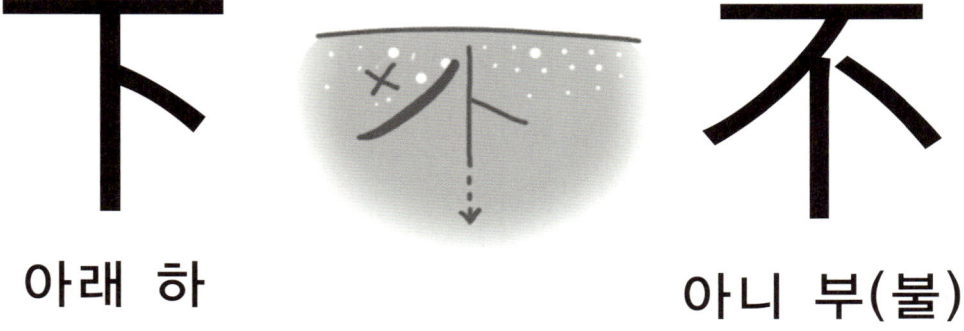

아래 하 　　　　　　　　　아니 부(불)

억지해석

자꾸 아래(下:아래 하)로 내려가면 **안된다**(丿).

아니다, 못하다, 없다.

여러 번 써보세요.

오늘의 한자

하나 일	아래 하
아래 하	아니 부

지나간 한자

새 추	수컷 웅
넉 사	서쪽 서

활용단어

지하 地(땅 지) 下(아래 하) : 땅 속.

하교 下(아래 하) 校(학교 교) : 공부를 끝내고 학교에서 집으로 돌아옴.

불량 不(아니 불) 良(어질 량) : 행실이나 성품이 나쁨.

부족 不(아니 부) 足(발 족) : 필요한 양이나 기준에 미치지 못해 충분하지 아니함.

기출문제

▶ 다음 한자어의 뜻을 쓰세요.

四시 : (   )

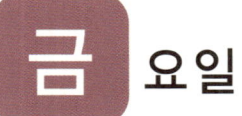 요일 열두번째 주

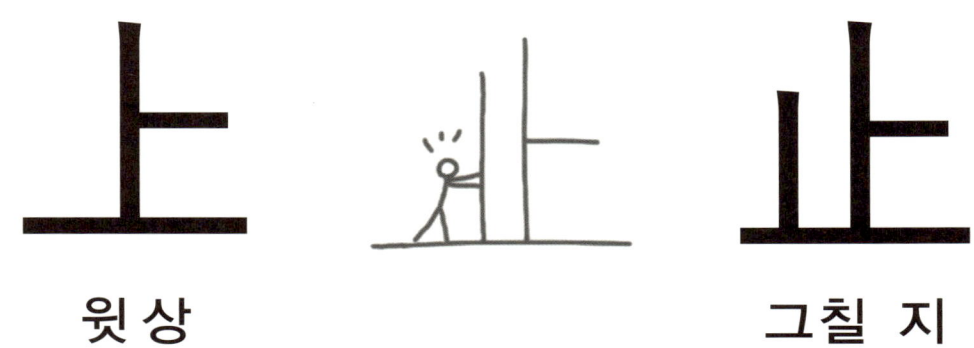

上 윗 상

止 그칠 지

억지해석

땅(一) 위에 막대기가(卜) 꽂혀 있다. → **위**

위, 첫째, 높다, 올리다, 오르다, 드리다.

억지해석

땅 위(上:윗 상)에 있는 막대기(丨) 하나가 **막고** 있다.

그치다, 끝나다, 그만두다, 멈추다, 억제하다.

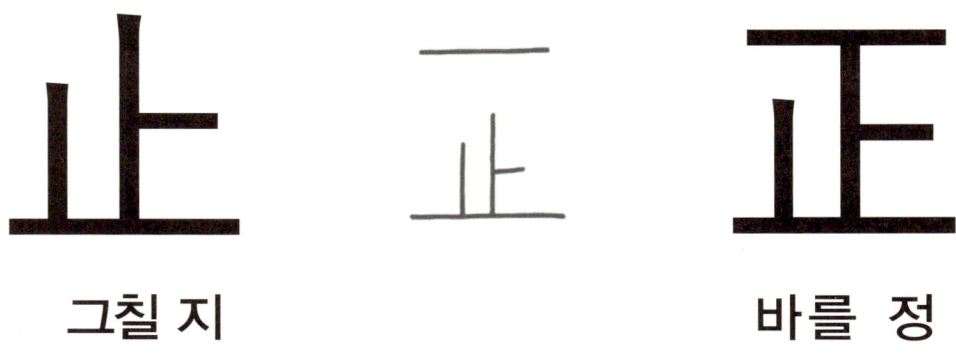

止 그칠 지

正 바를 정

하나(一:하나 일)밖에 없는 길에서 잠시 멈추어서(止:그칠 지) 살핀다는 뜻을 합하여 '바르다'.

바르다, 정당하다, 정직하다, 바로잡다.

여러 번 써보세요.

오늘의 한자

윗 상	그칠 지
그칠 지	바를 정

지나간 한자

서쪽 서	닭 유
술 주	의원 의

활용단어

최상 最(가장 최) 上(윗 상) : 가장 우수함.
상하 上(윗 상) 下(아래 하) : 위아래.
지혈 止(그칠 지) 血(피 혈) : 피가 못 나오게 함.
중지 中(가운데 중) 止(그칠 지) : 일을 중도에서 그만둠.
정답 正(바를 정) 答(대답할 답) : 바른 답.
수정 修(닦을 수) 正(바를 정) : 잘못된 점을 바로잡아서 고침.

기출문제

▶다음 획은 몇 번째로 쓰는지 쓰세요.

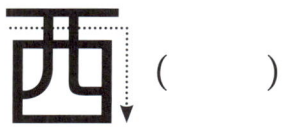 ( )

복습

기억을 떠올려서 써보세요.

열두번째 주

월

	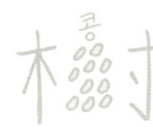
마을 촌	나무 수

새 추	모을 집

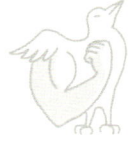 화

	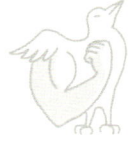
새 추	수컷 웅
	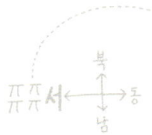
넉 사	서쪽 서

수

	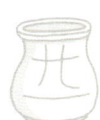
서쪽 서	닭 유
	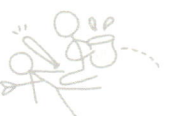
술 주	의원 의

목

	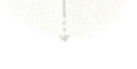
하나 일	아래 하
	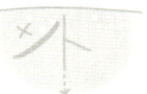
아래 하	아니 부

금

	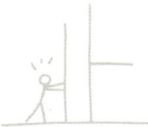
윗 상	그칠 지
	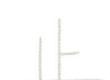
그칠 지	바를 정

이번 주 한자를 복습하면서 어려웠던 글자, 여기에 써 놓으세요.

한자로 문장 채우기

다음 글을 읽고 밑줄 친 부분의 뜻을 가진 한자를 쓰시오.

1. 마을 앞쪽으로는 강이 흐르고 있다. (   )

2. 평생을 절약하여 큰돈을 모으다. (   )

3. 서쪽 하늘에는 저녁노을이 붉게 물들어 있었다. (   )

4. 웃음 소리가 딱 그치다. (   )

5. 의원이 진맥을 짚고 약을 지어주었다. (   )

6. 지난해 봄 동물원에서 태어난 호랑이는 수컷이다. (   )

지난 주 한자 복습

지난 주에 배운 한자입니다. 훈과 음을 써보세요.

料

卜

氣

樂

休

藥

기출문제정답

열두번째 주

월

▶ 다음 밑줄 친 음에 해당하는 한자를 쓰세요.

각종 표본을 수집하기 위해 <u>산림</u>지대를 순찰하였다. (山林)

화

▶ 다음 밑줄 친 한자의 독음을 쓰세요.
대회의 규정에 따라 금지 <u>藥</u>물을 복용한 선수는 탈락하였다. (약)
노인은 <u>安樂</u> 의자에 앉아 쉬고 있었다. (안락)

▶ 다음 ( )안에 들어갈 한자를 써서 한자어를 만드세요.
良( )고口: 좋은 약은 입에 쓰다는 말. (藥)

수

▶ 다음 글의 밑줄 친 단어를 한자로 쓰세요.
정부는 <u>농촌</u> 경제를 살리기 위하여 노력하였다. (農村)

▶ 다음 글의 밑줄 친 단어를 한자로 쓰세요.
대중 음악 순위를 <u>집</u>계하였다. (集)

목

▶ 다음 한자어의 뜻을 쓰세요.

四시 : (넷 4)

▶다음 획은 몇 번째로 쓰는지 쓰세요.

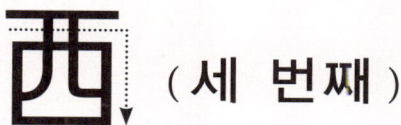 (세 번째)

한자로 문장 채우기 정답

다음 글을 읽고 밑줄 친 부분의 뜻을 가진 한자를 쓰시오.

1. 마을 앞쪽으로는 강이 흐르고 있다. (村)

2. 평생을 절약하여 큰돈을 모으다. (集)

3. 서쪽 하늘에는 저녁노을이 붉게 물들어 있었다. (西)

4. 웃음 소리가 딱 그치다. (止)

5. 의원이 진맥을 짚고 약을 지어주었다. (醫)

6. 지난해 봄 동물원에서 태어난 호랑이는 수컷이다. (雄)

13주 한자 사전테스트

▶ 반드시 하셔야 됩니다! ◀

아래에 나오는 뜻과 음에 해당하는 한자를 써보세요.
테스트 없이 바로 시작하시면 쓸 수 있다고 착각할 수 있습니다.
반드시 사전 테스트를 해보시기 바랍니다.

창 과

해 세

그칠 지

지날 력

바를 정

정할 정

열 십

일곱 칠

망할 망

바랄 망

입 구

물건 품

감출 혜

구역 구

손 수

잡을 조

산기슭 엄

돌 석

13
열세번째 주

望雲之精
망 운 지 정

자식이 객지에서 고향에 계신
어버이를 생각하는 마음

월요일   열세번째 주

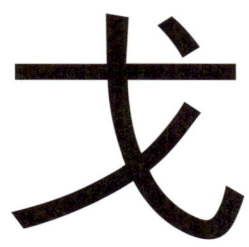 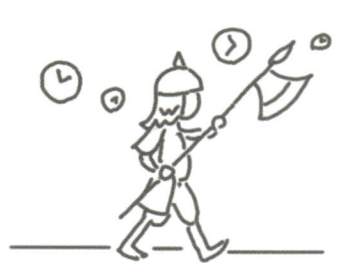 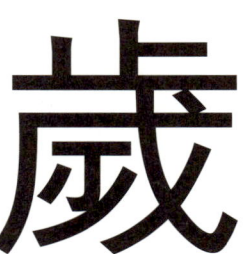

戈 창 과   歲 해 세

나무로 된 자루에 끝이 뾰족한 쇠붙이를 달고, 손잡이가 있음을 나타낸 모양.

창, 전쟁, 싸움.

억지해석

창(戌:도끼 월)을 들고 싸우고 걸으면서(步:걸음 보)보낸 **해**(시간).

해, 나이, 세월, 새해, 일생, 한평생, 결실, 수확, 목성, 제사의 이름.

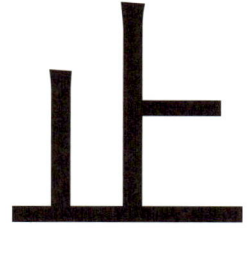 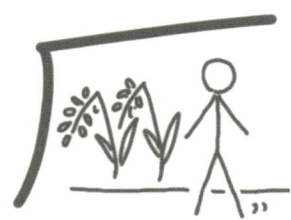

止 그칠 지   歷 지날 (역)력

그치다, 끝나다, 금하다, 머무르다, 없애다, 숙박하다, (병이) 낫다, 기다리다, 이르다, 겨우.

억지해석

온상속에서(厂) 벼(禾:벼 화)를 하나 하나씩 잠시 멈추어(止:그칠 지)보면서 **지나가다**.

지나다, 겪다, 세월을 보내다, 넘치다, 어지럽다, 달력.

여러 번 써보세요.

오늘의 한자

창 과	해 세
그칠 지	지날 력

지나간 한자

한 일	아래 하
새 추	아니 불

활용단어

과검 戈(창 과) 劍(칼 검): 창과 칼.

세월 歲(해 세) 月(달 월): 해나 달을 단위로 하여, 한없이 흘러가는 시간.

역사 歷(지날 역) 史(역사 사): 인류 사회의 변천과 흥망의 과정. 또는 그 기록.

기출문제

▶ 다음 (   )에 알맞은 글자를 넣어 한자 성어를 완성하세요.
만고(   )변: 오랜 세월을 두고 변하지 않음.

▶ 다음 밑줄 친 한자어의 독음을 쓰세요.
담배를 마약과 같이 <u>不</u>법화 해야 한다고 주장하였다. (   )

화 요일　　　　　　　　　　　　　열세번째 주

正 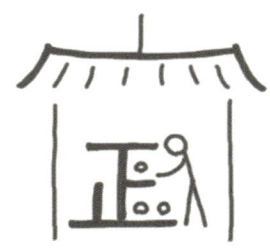 定
바를 정　　　　　　　정할 정

	집 안(宀: 집 면)의 물건을 바르게(正: 바를 정) 정돈하여 넣기 위해 자리를 **정한다**는 뜻.
	정하다, 다스리다, 편안하다.

十 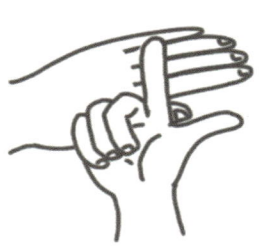 七
열 십　　　　　　　　일곱 칠

	다섯 손가락을 위로 펴고 나머지 손의 두 손가락을 옆으로 편 모양을 나타내어 「**일곱**」을 나타냄.
	일곱.

여러 번 써보세요.

오늘의 한자

바를 정	정할 정
열 십	일곱 칠

지나간 한자

윗 상	그칠 지
의원 의	바를 정

활용단어

정면 正(바를 정) 面(낯 면): 꼭 마주 보이는 편.

안정 安(편안 안) 定(정할 정): 바뀌어 달라지지 아니하고 일정한 상태를 유지함.

십분 十(열 십) 分(나눌 분): 충분히.(예: 너의 처지를 십분 이해한다.)
*十分은 10할을 의미하고 10할은 100%를 의미한다. 따라서, 충분하다의 뜻.

칠석 七(일곱 칠) 夕(저녁 석): 음력 7월 7일의 명절, 이 날 밤에 견우성과 직녀성이 오작교를 건너서 만난다고 함.

기출문제

▶다음 한자와 뜻이 같거나 비슷한 한자를 골라 그 번호를 쓰세요.

[　] 直 : ① 正 ② 本 ③ 上 ④ 牛

수요일 열세번째 주

七
일곱 칠

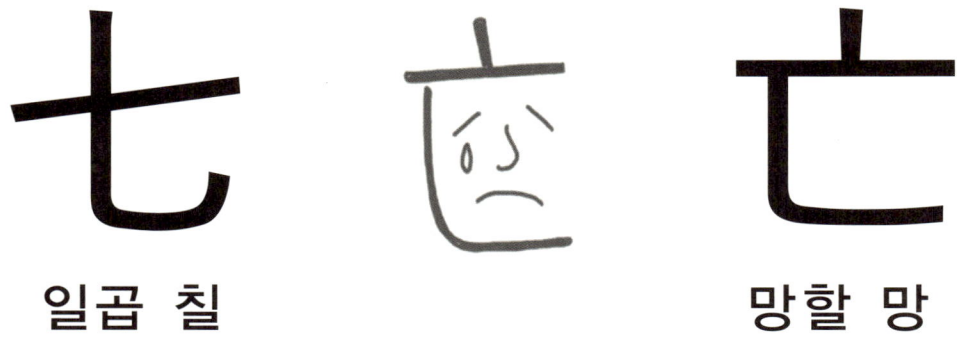
망할 망

亡
망할 망

망하다, 잃다, 죽다, 업신여기다, 가난하다.

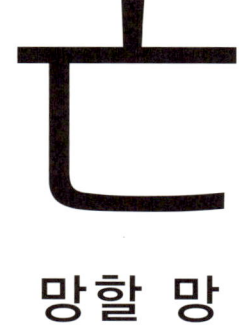
망할 망

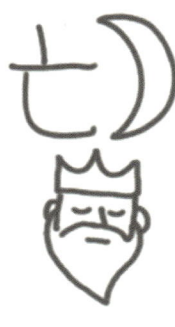

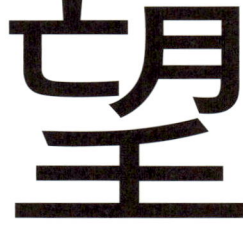
바랄 망

억지해석

달(月:달 월)을 바라보며 죽은 (亡:망할 망) 왕(王:임금 왕)을 **그리워하다**.

바라다, 그리워하다, 원망하다, 소원.

여러 번 써보세요.

오늘의 한자

일곱 칠	망할 망
망할 망	바랄 망

지나간 한자

창 과	해 세
그칠 지	지날 력

활용단어

망인 亡(망할 망) 人(사람 인) : 생명이 끊어진 사람.

망명 亡(망할 망) 命(목숨 명) : 자기 나라의 정치적 탄압 따위를 피하여 남의 나라로 몸을 옮김.

망부석 望(바랄 망) 夫(지아비 부) 石(돌 석) : 멀리 길 떠난 남편을 기다리다 그대로 죽어 돌이 되었다는 전설적인 돌.

기출문제

▶다음 밑줄 친 한자어의 독음을 쓰세요.

그는 여러 관직을 <u>歷</u>임 하였다. (   )

목요일

열세번째 주

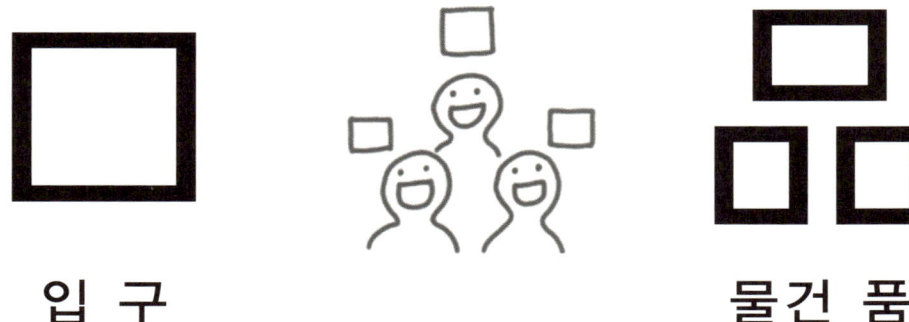

입 구

물건 품

여러 사람이 모여서 의견(口: 입 구)을 주고 받으니 좋은 **물건**이 만들어지다.

물건, 등급, 종류, 법, 온갖, 가지런히 하다.

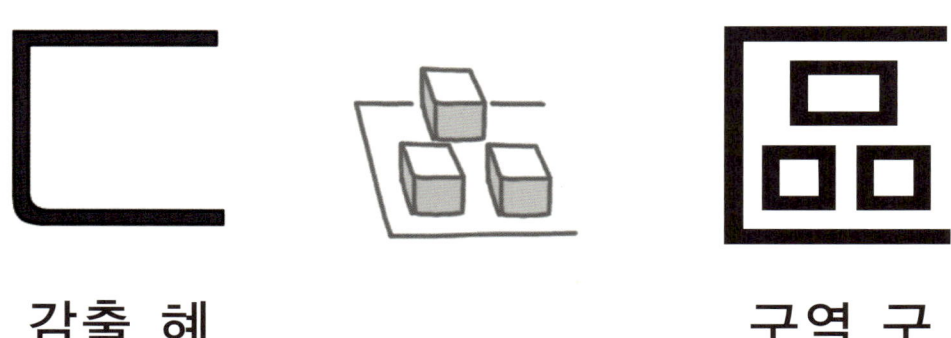

감출 혜

구역 구

외부에 쉽게 노출되지 않도록 물건을 넣어 놓는다는 의미.

감추다, 덮다.

억지해석

물건들을(品:물건 품) **구획**(匸 : 감출 혜)을 그어서 나누어 놓음.

구분하다, 구역, 구별, 숨기다.

여러 번 써보세요.

오늘의 한자

입 구	물건 품
감출 혜	구역 구

지나간 한자

바를 정	정할 정
열 십	일곱 칠

활용단어

상품 商(장사 상) 品(물건 품): 장사하는 물품.

품절 品(물건 품) 切(끊을 절): 물건이 다 팔리고 없음.

품격 品(물건 품) 格(격식 격): 물건의 좋고 나쁨의 정도.

구분 區(구역 구) 分(나눌 분): 따로 따로 갈라 나눔.

기출문제

▶다음 한자어의 독음을 쓰세요.

고定 (　　)

금요일 열세번째 주

才 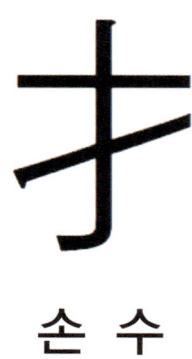 操

손 수 　　　　　　　 잡을 조

手(손 수)와 같은 글자. 손의 모양을 본뜬 글자.

손, 재주, 수단, 사람, 손수.

억지해석

손(才:손 수)으로 나무(木:나무 목) 위에 있는 물건(品: 물건 품)을 **잡다**.

다루다, 장악하다, 훈련하다, 급박하다, 지조.

厂 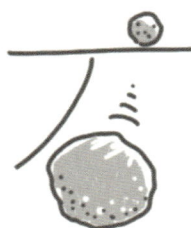 石

산기슭 엄 　　　　　　 돌 석

산기슭(厂) 아래로 떨어지고 있는 **돌**의 모양.

돌.

여러 번 써보세요.

오늘의 한자

손 수	참을 조
산기슭 엄	돌 석

지나간 한자

일곱 칠	망할 망
정할 정	바랄 망

활용단어

조심 操(잡을 조) 心(마음 심) : 잘못이나 실수가 없도록 말이나 행동에 마음을 씀.

조작 操(잡을 조) 作(지을 작) : 기계 따위를 일정한 방식에 따라 다루어 움직임.

목석 木(나무 목) 石(돌 석) : 나무나 돌과 같이 '감정이 없는 사람'의 비유.

기출문제

▶다음 밑줄 친 한자의 독음을 쓰세요.

여론이 좋지 않자 정세를 관望하기로 하였다. (   )

복습

기억을 떠올려서 써보세요.

열세번째 주

월

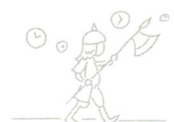

창 과   해 세

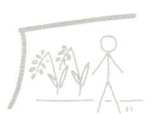

그칠 지   지날 력

화

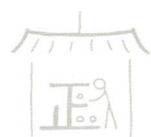

바를 정   정할 정

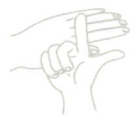

열 십   일곱 칠

수

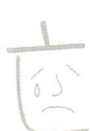

일곱 칠   망할 망

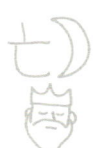

망할 망   바랄 망

목

입 구   물건 품

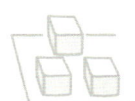

감출 혜   구역 구

금

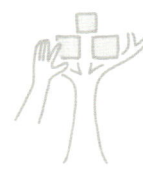

손 수   잡을 조

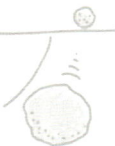

산기슭 엄   돌 석

이번 주 한자를 복습하면서 어려웠던 글자, 여기에 써 놓으세요.

한자로 문장 채우기

다음 글을 읽고 밑줄 친 부분의 뜻을 가진 한자를 쓰시오.

1. 칼은 날아드는 창 앞에, 창은 총 앞에서 맥을 못 춘다. (　　　)

2. 사업을 하다가 쫄딱 망하다. (　　　)

3. 아이 갖기를 바라다. (　　　)

4. 새해가 시작되면서부터 물건의 값이 왕창 올랐다. (　　　)

5. 이사하기에 길한 날짜를 정하다. (　　　)

지난 주 한자 복습

지난 주에 배운 한자입니다. 훈과 음을 써보세요.

樹　　　　　雄

品　　　　　酉

隹　　　　　醫

기출문제정답

열세번째 주

월

▶ 다음 (   )에 알맞은 글자를 넣어 한자 성어를 완성하세요.
만고(**不**)변: 오랜 세월을 두고 변하지 않음.

▶ 다음 밑줄 친 한자어의 독음을 쓰세요.
담배를 마약과 같이 <u>조</u>법화 해야 한다고 주장하였다. (**불**)

화

▶ 다음 한자와 뜻이 같거나 비슷한 한자를 골라 그 번호를 쓰세요.
[①] 直 : ① 正 ② 本 ③ 上 ④ 牛

수

▶ 다음 밑줄 친 한자어의 독음을 쓰세요.
그는 여러 관직을 <u>歷</u>임 하였다. (**역**)

목

▶ 다음 한자어의 독음을 쓰세요.
고<u>定</u> (**정**)

▶다음 밑줄 친 한자의 독음을 쓰세요.

여론이 좋지 않자 정세를 관望하기로 하였다. (망)

한자로 문장 채우기 정답

다음 글을 읽고 밑줄 친 부분의 뜻을 가진 한자를 쓰시오.

1. 칼은 날아드는 창 앞에, 창은 총 앞에서 맥을 못 춘다. (戈)

2. 사업을 하다가 쫄딱 망하다. (亡)

3. 아이 갖기를 바라다. (望)

4. 새해가 시작되면서부터 물건의 값이 왕창 올랐다. (品)

5. 이사하기에 길한 날짜를 정하다. (定)

주 한자 사전테스트
▶ 반드시 하셔야 됩니다! ◀

아래에 나오는 뜻과 음에 해당하는 한자를 써보세요.
테스트 없이 바로 시작하시면 쓸 수 있다고 착각할 수 있습니다.
반드시 사전 테스트를 해보시기 바랍니다.

돌 석
_____

오른 우
_____

왼 좌
_____

입 구
_____

발 족
_____

벼 화
_____

화할 화
_____

그림 도
_____

단 단
_____

있을 재
_____

옛 고
_____

굳을 고
_____

쓸 고
_____

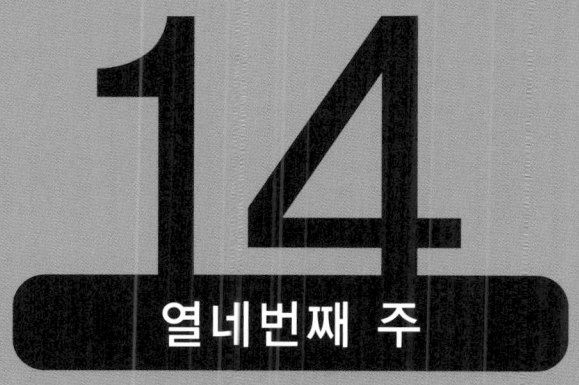

苦盡甘來

고 진 감 래

'쓴 것이 다하면 단 것이 온다' 라는 뜻으로,
고생 끝에 낙이 온다 라는 말

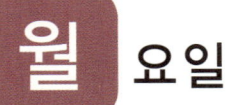 요일　　　　　　　　　　　　　　열네번째 주

石　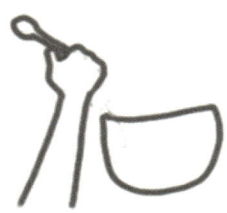　右
돌 석　　　　　　　오른 우

먹을 때 입(口:입 구)을 돕는 음식을 집는 **오른손**.

오른쪽, 우익, 높다, 돕다, 강하다.

右　　左
오른 우　　　　　　왼 좌

손에 도구를 가지고 일을 도와주다.
→ **왼손**.

왼쪽, 증거, 낮은 자리, 곁, 낮추다, 그르다, 돕다.

여러 번 써보세요.

오늘의 한자

돌 석	오른 우
오른 우	왼 좌

지나간 한자

입 구	물건 품
감출 혜	구역 구

활용단어

우편 右(오른 우) 便(편할 편): 오른편.

좌우 左(왼 좌) 右(오른 우): 왼쪽과 오른쪽.

좌지우지 左(왼 좌) 之(갈 지) 右(오른 우) 之(갈 지):
이리저리 제 마음대로 휘두르거나 다룸.

기출문제

▶ 다음 한자어의 독음을 쓰세요. 品格 (/   )

▶ 다음 표시된 화살표에 해당하는
획은 몇 번째로 쓸까요? (   )   ↓品

화요일   열네번째 주

口
입 구

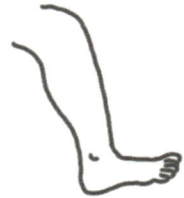
足
발 족

무릎에서 발끝까지의 모양을 본뜬 글자로 「**발**」을 뜻함.

발, 뿌리, 그치다, 넉넉하다, 밟다, 지나치다.

禾
벼 화

和
화할 화

곡물의 이삭이 축 늘어진 모양을 본 뜸.

벼, 곡식, 줄기, 연(年).

벼(禾: 벼 화)를 여럿이 나누어 먹는다는 (口:입 구) 뜻을 합하여 '**화목하다**'.

화목하다, 화해하다, 온화하다. 합치다, 같다.

여러 번 써보세요.

오늘의 한자

입 구	발 족
벼 화	화할 화

지나간 한자

손 수	잡을 조
산기슭 엄	돌 석

활용단어

족욕 足(발 족) 浴(목욕할 욕): 두 발을 온수와 냉수 속에 교대로 담가서 마찰하는 물리 요법.

수족 手(손 수) 足(발 족): 손과 발.

평화 平(평평할 평) 和(화할 화): 평온하고 화목함.

화색 和(화할 화) 色(빛 색): 얼굴에 드러나는 온화하고 환한 빛.

기출문제

▶다음 밑줄 친 한자어를 한자로 쓰세요.

겨울철 가정 난방 연료로 <u>석유</u>와 가스를 주로 사용한다. (　　)

같은 <u>실수</u>를 자주 저지르는 것은 성실하지 못하기 때문이다. (　　)

| 수 요일 | 열네번째 주 |

  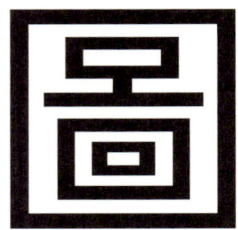

입 구   그림 도

억지해석

종이(口)위에 '몸'이라고 쓴 다음 속에 네모 하나를 더 **그리다**.

그림, 도장, 서적, 베끼다, 헤아리다.

 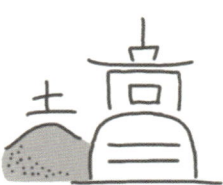 壇

입 구   단 단

흙(土: 흙 토)을 높이 쌓아 만든 **제단**.

단, 마루, 터, 강단, 사회, 장소, 뜰.

여러 번 써보세요.

오늘의 한자

입 구	그림 도
입 구	단 단

지나간 한자

바랄 망	오른 우
망할 망	왼 좌

활용단어

도형 圖(그림 도) 形(형상 형): 그림의 모양이나 형태.

도화지 圖(그림 도) 畵(그림 화) 紙(종이 지): 그림을 그리는 데 쓰는 종이.

단상 壇(단 단) 上(위 상): 교단이나 강단 따위의 위.

화단 花(꽃 화) 壇(단 단): 꽃을 심기 위하여 흙을 한층 높게 하여 꾸며 놓은 꽃밭.

기출문제

▶다음 한자어의 독음을 쓰세요. 敗亡 (   )

▶다음 한자의 훈과 음을 쓰세요. 望 (   )

열네번째 주 — 목요일

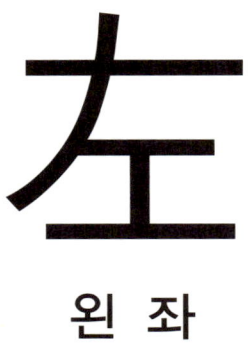 左 왼 좌

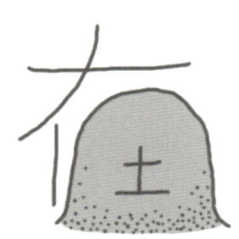 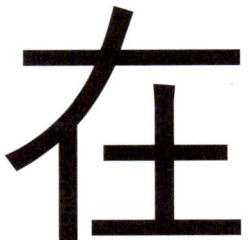 在 있을 재

흙으로 막아서 그치게 하다 → 멈추어 있다 → 살아 있다 → **존재하다**의 뜻이 됨.

있다, 찾다, 묻다, 곳, 겨우, 가까스로.

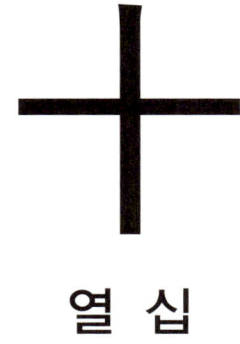 十 열 십

古 옛 고

여러(十: 열 십) 대에 걸쳐 입(口: 입 구)으로 전해온다는 뜻이 합하여 **옛날**을 뜻함.

옛날, 묵다, 오래되다, 선조.

여러 번 써보세요.

오늘의 한자

왼 좌	있을 재
열 십	옛 고

지나간 한자

입 구	발 족
벼 화	화할 화

활용단어

현재 現(나타날 현) 在(있을 재) : 지금의 시간.

재학 在(있을 재) 學(배울 학) : 학교에 다니는 중임.

고물 古(옛 고) 物(물건 물) : 옛날 물건.

고금 古(옛 고) 今(이제 금) : 옛날과 지금.

기출문제

▶다음 (　　)안에 알맞은 글자를 넣어 한자 성어를 완성하세요.

안분지(　　) : 제 분수를 지키고 만족할 줄을 앎.

금 요일

열네번째 주

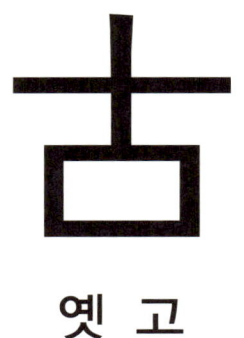
옛 고

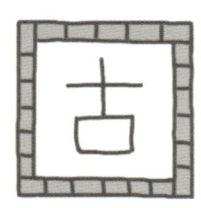

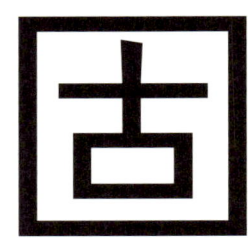
굳을 고

오래된(古: 옛 고) 성을 둘러싸고 있는 성벽(口) → **굳건**하다.

굳다, 단단하다, 굳어지다, 굳히다, 완고하다, 우기다, 가두다, 감금하다.

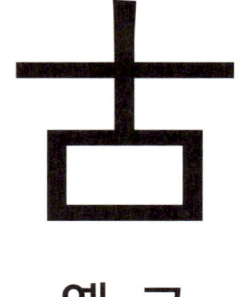
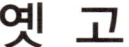
옛 고

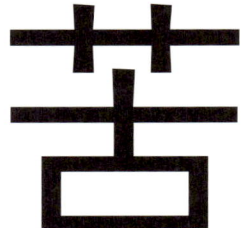
쓸 고

억지해석

풀(艹: 풀 초)이 오래(古: 옛 고)되면 더 **쓰다**.

쓰다, 괴롭다, 애쓰다, 거칠다, 싫어하다.

여러 번 써보세요.

오늘의 한자

옛 고	굳을 고
옛 고	쓸 고

지나간 한자

입 구	그림 도
왼 좌	단 단

활용단어

고정 固(굳을 고) 定(정할 정): 한번 정한 대로 변경하지 아니함.

고집 固(굳을 고) 執(잡을 집): 자기의 의견을 바꾸거나 고치지 않고 굳게 버팀.

동고동락 同(한가지 동) 苦(쓸 고) 同(한가지 동) 樂(즐거울 락):
괴로움과 즐거움을 함께 한다는 뜻으로, 같이 고생하고 같이 즐김.

고생 苦(쓸 고) 生(날 생): 괴롭게 애쓰고 수고함.

고민 苦(쓸 고) 悶(답답할 민): 마음 속으로 괴로워하고 애를 태움.

기출문제

▶다음 한자어의 독음을 쓰세요.

地圖 (   ) / 花壇 (   )

복습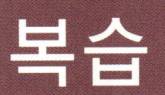

기억을 떠올려서 써보세요.

열네번째 주

월

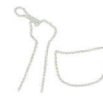

| 돌 석 | 오른 우 |

| 오른쪽 우 | 왼 좌 |

화

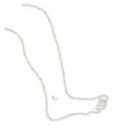

| 입 구 | 발 족 |

| 벼 화 | 화할 화 |

수

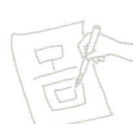

| 입 구 | 그림 도 |

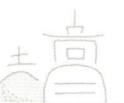

| 입 구 | 단 단 |

목

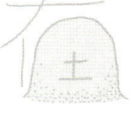

| 왼 좌 | 있을 재 |

| 열 십 | 옛 고 |

금

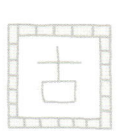

| 옛 고 | 굳을 고 |

| 옛 고 | 쓸 고 |

이번 주 한자를 복습하면서 어려웠던 글자, 여기에 써 놓으세요.

한자로 문장 채우기

다음 글을 읽고 밑줄 친 부분의 뜻을 가진 한자를 쓰시오.

1. 모두 화합해야 이 어려움을 극복할 수 있습니다. (　　)

2. 의리가 굳다. (　　)

3. 그는 대학 강단에서 철학을 가르치고 있다. (　　)

4. 우리나라는 옛날부터 동방예의지국이라 불렸다. (　　)

5. 지금 깊은 슬픔에 빠져 있을 친구를 생각하니 내 마음도 괴롭다. (　　)

6. 단풍으로 붉게 물든 설악산은 한 폭의 그림이다. (　　)

지난 주 한자 복습

지난 주에 배운 한자입니다. 훈과 음을 써보세요.

戈

歲

望

區

操

歷

기출문제정답

열네번째 주

월

▶ 다음 한자어의 독음을 쓰세요. 品格 (**품격**)

▶ 다음 표시된 화살표에 해당하는
획은 몇 번째로 쓸까요? (**열한번 째**) ↓品

화

▶ 다음 밑줄 친 한자어를 한자로 쓰세요.

겨울철 가정 난방 연료로 석유와 가스를 주로 사용한다. (**石油**)

같은 실수를 자꾸 저지르는 것은 성실하지 못하기 때문이다. (**失手**)

수

▶ 다음 한자어의 독음을 쓰세요. 패亡 (**망**)

▶ 다음 한자의 훈과 음을 쓰세요. 望 (**바랄 망**)

목

▶ 다음 (   )안에 알맞은 글자를 넣어 한자 성어를 완성하세요.

안분지(**足**) : 제 분수를 지키고 만족할 줄을 앎.

▶ 다음 한자어의 독음을 쓰세요.

地圖 (**지도**) / 花壇 (**화단**)

한자로 문장 채우기 정답

다음 글을 읽고 밑줄 친 부분의 뜻을 가진 한자를 쓰시오.

1. 모두 <u>화합해야</u> 이 어려움을 극복할 수 있습니다. (和)

2. 의리가 <u>굳다</u>. (固)

3. 그는 대학 <u>강단</u>에서 철학을 가르치고 있다. (壇)

4. 우리나라는 <u>옛날</u>부터 동방예의지국이라 불렸다. (古)

5. 지금 깊은 슬픔에 빠져 있을 친구를 생각하니 내 마음도 <u>괴롭다</u>. (苦)

6. 단풍으로 붉게 물든 설악산은 한 폭의 <u>그림</u>이다. (圖)

15주 한자 사전테스트
▶ 반드시 하셔야 됩니다! ◀

아래에 나오는 뜻과 음에 해당하는 한자를 써보세요.
테스트 없이 바로 시작하시면 쓸 수 있다고 착각할 수 있습니다.
반드시 사전 테스트를 해보시기 바랍니다.

옛 고

호수 호

볼 견

나타날 현

지아비 부

법 규

볼 관

설 립

친할 친

여섯 육

아비 부

글월 문

사귈 교

칠 복

본받을 효

학교 교

15
열다섯째 주

父子有親
부 자 유 친

아버지와 아들 사이의 도리는 친애에 있음을 이름

월요일   열다섯째 주

古  湖

옛 고   호수 호

억지해석

오래된(古:옛 고) **호수**, 물(氵: 물 수)에 달빛(月:달 월)이 비치는 모습을 상상할 것.

호수, 큰 못, 고을의 이름.

見 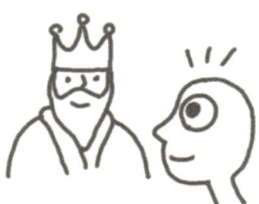 現

볼 견   나타날 현

억지해석

왕(王: 임금 왕)을 보기(見: 볼 견) 위해 눈 빠지게 기다렸는데 드디어 **나타나다**.

나타나다, 드러내다, 현금.

여러 번 써보세요.

오늘의 한자

옛 고	호수 호
볼 견	나타날 현

지나간 한자

왼 좌	있을 재
열 십	화할 화

활용단어

호수 湖(호수 호) 水(물 수): 큰 못.

강호 江(강 강) 湖(호수 호): 강과 호수, 자연.

현재 現(나타날 현) 在(있을 재): 지금 이 때.

실현 實(열매 실) 現(나타날 현): 실제로 나타남.

견물생심 見(볼 견) 物(물건 물) 生(날 생) 心(마음 심): 물건을 보면 욕심이 생긴다는 뜻.

기출문제

▶ 다음 훈음에 맞는 한자를 쓰시오.
　있을 재 (　　　)

▶ 한자로 표기된 단어의 잘못 쓰인 부분을 바르게 고쳐 쓰시오. (음이 같아야 함)
　거울에 비친 모습은 左牛가 반대입니다. (　　　)

화요일 — 열다섯째 주

夫 지아비 부 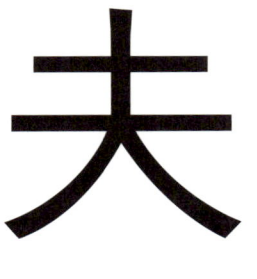 規 법 규

억지해석

아버지(夫: 지아비 부)가 보는 (見:볼 견) 방식이 역시 **법**과 규칙이다.

법, 법칙, 바로잡다. 모범으로 삼다.

見 볼 견 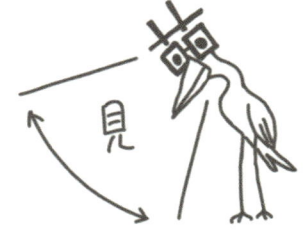 觀 볼 관

두 개의 눈썹(艹)과 눈(口口)이 강조된 새(隹:새 추)의 모양인 황새(雚:황새 관)가 나무 위에서 보는 것처럼 넓게 **본다**(見:볼 견) → 보다.

보다, 보게하다, 나타내다, 모양, 용모, 황새.

여러 번 써보세요.

오늘의 한자

지아비 부	법 규
볼 견	볼 관

지나간 한자

옛 고	굳을 고
잡을 조	쓸 고

활용단어

법규 法(법 법) 規(법 규): 일반 국민의 권리와 의무에 관계 있는 법 규범.

규정 規(법 규) 定(정할 정): 규칙으로 정하는 것.

관광 觀(볼 관) 光(빛 광): 다른 지방이나 다른 나라에 가서 그곳의 풍경, 풍습, 문물 따위를 구경함.

직관 直(곧을 직) 觀(볼 관): 바로 눈에 보임.

기출문제

▶ [　] 안의 한자와 뜻이 상대(반대)되는 한자는? (　　)
  [苦] : ① 右 ② 直 ③ 樂 ④ 去

▶ 다음 문장 중 밑줄 친 부분의 소리에 해당하는 한자는? (　　)
  우리말 사전에는 정겨운 <u>고</u>유어들이 많이 실려 있다.

수요일   열다섯째 주

立
설 립(입)

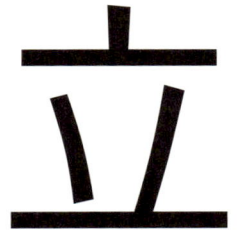

사람이 대지 위에 서 있는 모습을 본 뜬 글자.

서다, 이루어지다, 정해지다, 전해지다, 임하다, 바로, 곧.

親
친할 친

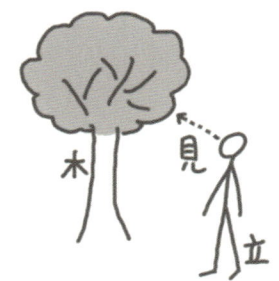

억지해석

서서(立:설 립) 나무(木:나무 목)를 보는 (見:볼 견) 모습이 **친근**하게 느껴진다.

친하다, 가깝다, 사랑하다, 어버이, 친척, 혼인, 신부, 몸소.

六
여섯 육

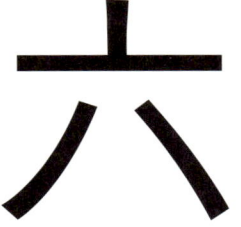

두 손의 세 손가락을 아래로 편 모양을 나타내어 「여섯」을 뜻함.

여섯.

父
아비 부

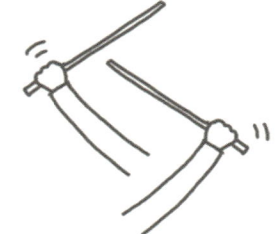

손에 막대기를 들고 있는 모습을 그린 것으로 무리 내에서 권력을 가지고 있던 사람을 뜻했음. → 자식을 훈계하는 엄한 **아버지**.

지아비, 남편, 사내, 장정, 일군, 군인, 선생.

여러 번 써보세요.

오늘의 한자

설 립	친할 친
여섯 육	아비 부

지나간 한자

옛 고	호수 호
볼 견	나타날 현

활용단어

입장 立(설 립) 場(마당 장): 처하여 있는 사정이나 형편.

친분 親(친할 친) 分(나눌 분): 아주 가깝고 두터운 정분.

친부 親(친할 친) 父(아비 부): 친아버지.

육친 六(여섯 육) 親(친할 친): 부모, 형제, 처자를 통틀어 이르는 말.

기출문제

▶다음 밑줄 친 글자를 한자로 쓰세요.
  현대를 정보화 시대라고 지칭하기도 한다. (   )

▶다음 밑줄 친 한자의 독음을 쓰세요.
  古참에 대한 예의를 갖추자. (   ) / 교장 선생님은 見식이 높으시다. (   )

목요일 열다섯째 주

六 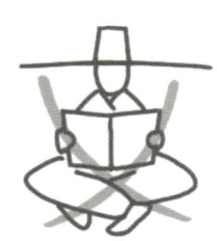 文
여섯 육　　　　　글월 문

억지해석

갓(ㅗ)을 쓴 사람이 다리를 꼬고(X) **글**을 본다. → 글.

글, 문서, 서적, 무늬, 법도, 얼룩, 아름답다, 몸에 새기다, 꾸미다.

父 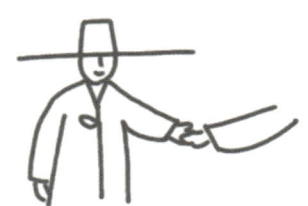 交
아비 부　　　　　사귈 교

억지해석

아버지(父:아비 부)가 갓(ㅗ)을 쓰고 멋 내다. → **사귀다**.

교제하다, 주고받다, 바꾸다, 인접하다, 교차하다, 성교하다, 친구, 무역, 거래.

여러 번 써보세요.

오늘의 한자		지나간 한자	
여섯 육	글월 문	지아비 부	법 규
아비 부	사귈 교	볼 견	볼 관

활용단어

문화 文(글월 문) 化(될 화): 의식주를 비롯하여 언어, 풍습, 종교, 학문, 예술, 제도 따위를 모두 포함한다.

문신 文(글월 문) 身(몸 신): 살갗을 바늘로 찔러 먹물이나 다른 물색을 넣음. 또는 그렇게 만든 몸.

교통 交(사귈 교) 通(통할 통): 자동차・기차・배・비행기 따위를 이용하여 사람이 오고 가거나, 짐을 실어 나르는 일.

교우 交(사귈 교) 友(벗 우): 친구(親舊)와 교제(交際)함.

기출문제

▶ 다음 글을 읽고 밑줄 친 부분의 뜻을 가진 한자를 2가지 쓰시오.
  인간은 살아가면서 사물을 <u>보고</u> 느끼고 생각한 것을 문자로 나타냈다. (,   )

▶ 다음 문장 중 한자로 표기된 단어의 독음(소리)를 쓰시오. (   )
  공항에는 해외로 나가는 觀光객들이 줄을 이었다.

금 요일　　　　　　　　　　　　　　　열다섯째 주

攵
칠 복 / 글월 문

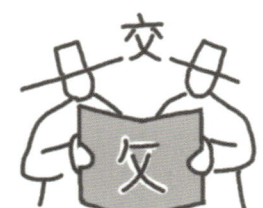

效
본받을 효

치다, 때리다, 꾸미다, 학문이나 예술, 글.

억지해석

서로 사귀면서(交: 사귈 교) 글(攵:글월 문)을 읽는 모습이 **본받을** 만하다.

본받다, 배우다, 밝히다, 주다, 힘쓰다, 공로, 보람, 효과.

交
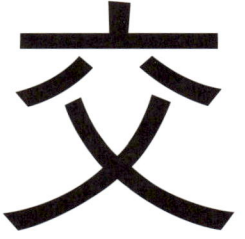
사귈 교

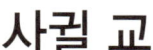

校
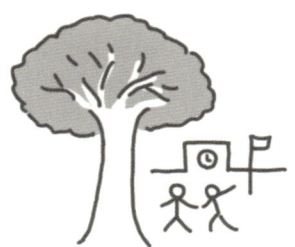
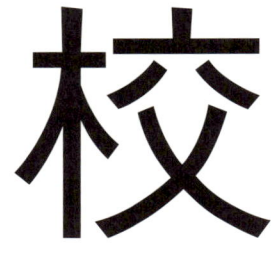
학교 교

억지해석

나무(木:나무 목)가 있는 곳에서 사귀면서 (交:사귈 교) 공부한다. → **학교**.

장교, 부대, 울타리, 다리, 헤아리다, 가르치다, 비교하다, 조사하다, 갚다, 빠르다.

여러 번 써보세요.

오늘의 한자

칠 복	본받을 효
사귈 교	학교 교

지나간 한자

설 립	친할 친
여섯 육	아비 부

활용단어

효과 效(본받을 효) 果(열매 과) : 보람으로 나타나는 좋은 결과.

효능 效(본받을 효) 能(능할 능) : 효험을 나타내는 능력.

학교 學(배울 학) 校(학교 교) : 학생을 가르치는 교육 기관.

교단 校(학교 교) 壇(단 단) : 학교의 운동장에 무대처럼 만들어 놓은 단.
*참고) 敎(가르칠 교) 壇(단 단) : 교실에서 교사가 강의할 때 올라서는 단.

기출문제

▶다음 한자의 훈(뜻)과 음(소리)를 쓰시오.
　親 (　　　)

▶다음 밑줄 친 부분의 뜻을 가진 한자를 쓰시오. (　　　)
　울밑에 <u>선</u> 봉선화야 네 모습이 처량하다.

복습

기억을 떠올려서 써보세요.

열다섯째 주

월

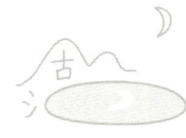

옛 고   호수 호

볼 견   나타날 현

화

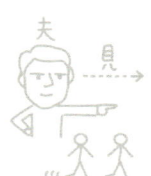

지아비 부   법 규

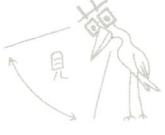

볼 견   볼 관

수

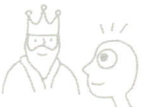

설 립   친할 친

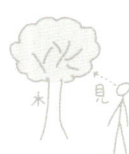

여섯 육   아비 부

목

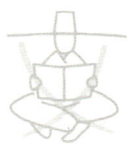

여섯 육   글월 문

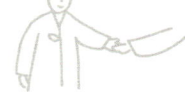

아비 부   사귈 교

금

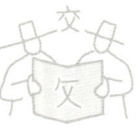

칠 복   본받을 효

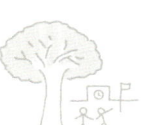

사귈 교   학교 교

이번 주 한자를 복습하면서 어려웠던 글자, 여기에 써 놓으세요.

한자로 문장 채우기

다음 글을 읽고 밑줄 친 부분의 뜻을 가진 한자를 쓰시오.

1. 호수에 비친 달의 그림자. (   )

2. 예고없이 침입자가 나타나다. (   )

3. 둘은 성격이 비슷하지도 않으면서 반에서 가장 친하다. (   )

4. 위인들의 행동을 본받다. (   )

5. 친구를 두루 넓게 사귀다. (   )

지난 주 한자 복습

지난 주에 배운 한자입니다. 훈과 음을 써보세요.

和   苦

壇   固

圖   足

기출문제정답

열다섯째 주

월

▶ 다음 훈음에 맞는 한자를 쓰시오.
있을 재 (在)

▶ 한자로 표기된 단어의 잘못 쓰인 부분을 바르게 고쳐 쓰시오. (음이 같아야 함)
거울에 비친 모습은 左牛가 반대입니다. (牛 → 右)

화

▶ [ ] 안의 한자와 뜻이 상대(반대)되는 한자는? (③)
[苦] : ① 右 ② 直 ③ 樂 ④ 去

▶ 다음 문장 중 밑줄 친 부분의 소리에 해당하는 한자는? (固)
우리말 사전에는 정겨운 고유어들이 많이 실려 있다.

수

▶ 다음 밑줄 친 글자를 한자로 쓰세요.
현대를 정보화 시대라고 지칭하기도 한다. (現)

▶ 다음 밑줄 친 한자의 독음을 쓰세요.
古참에 대한 예의를 갖추자. (고) / 교장 선생님은 見식이 높으시다. (견)

목

▶ 다음 글을 읽고 밑줄 친 부분의 뜻을 가진 한자를 2가지 쓰시오.
인간은 살아가면서 사물을 보고 느끼고 생각한 것을 문자로 나타냈다. (見 , 觀)

▶ 다음 문장 중 한자로 표기된 단어의 독음(소리)를 쓰시오. (관광)
공항에는 해외로 나가는 觀光객들이 줄을 이었다.

금

▶ 다음 한자의 훈(뜻)과 음(소리)를 쓰시오.
親 (친할 친)

▶ 다음 밑줄 친 부분의 뜻을 가진 한자를 쓰시오. (立)
울밑에 <u>선</u> 봉선화야 네 모습이 처량하다.

한자로 문장 채우기 정답

다음 글을 읽고 밑줄 친 부분의 뜻을 가진 한자를 쓰시오.

1. <u>호수</u>에 비친 달의 그림자. (湖)

2. 예고없이 침입자가 <u>나타나다</u>. (現)

3. 둘은 성격이 비슷하지도 않으면서 반에서 가장 <u>친하다</u>. (親)

4. 위인들의 행동을 <u>본받다</u>. (效)

5. 친구를 두루 넓게 <u>사귀다</u>. (交)

16주 한자 사전테스트

▶ 반드시 하셔야 됩니다! ◀

아래에 나오는 뜻과 음에 해당하는 한자를 써보세요.
테스트 없이 바로 시작하시면 쓸 수 있다고 착각할 수 있습니다.
반드시 사전 테스트를 해보시기 바랍니다.

설 립
―――――――――――
자리 위
―――――――――――
침 부
―――――――――――
곱 배
―――――――――――
소리 음
―――――――――――
글 장
―――――――――――
마을 리
―――――――――――
아이 동
―――――――――――
뜻 의
―――――――――――
억 억
―――――――――――
떼 부
―――――――――――
장사 상
―――――――――――
도끼 근
―――――――――――
새 신
―――――――――――

16
열여섯째 주

溫故知新
온 고 지 신

옛 것을 익히고 그것을 미루어서 새 것을 앎

월 요일　　　　　　　　　　　　　　**열여섯째 주**

立 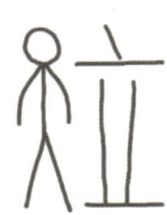 位

설 립(입)　　　　　　　　　자리 위

사람(亻:사람 인)이 서(立: 설 립) 있는 위치 → **자리**.

지위, 왕위, 방위, 위치하다, 도달하다.

唔 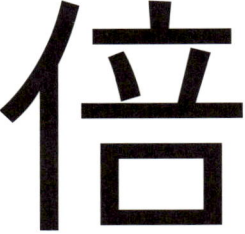 倍

침 부 / 침 뱉을 투　　　　　　곱 배

억지해석

서서(立: 설 립) **침을 뱉다**(口: 입 구)

침, 침을 뱉다.

억지해석

사람(亻:사람 인)이 남에게 침(咅:침 부)을 뱉으면 불쾌함이 **갑절**로 돌아온다.

더욱, 곱하다, 물어주다, 배반하다.

여러 번 써보세요.

오늘의 한자

설 립	자리 위
침 부	곱 배

지나간 한자

여섯 육	글월 문
물건 품	사귈 교

활용단어

지위 地(땅 지) 位(자리 위) : 개인이 차지하는 사회적 위치.

위치 位(자리 위) 置(둘 치) : 일정한 곳에 자리를 차지함.

배가 倍(곱 배) 加(더할 가) : 갑절로 늘거나 늘림.

백배 百(일백 백) 倍(곱 배)

기출문제

▶ 다음 밑줄 친 한자어의 독음을 쓰세요.
交(   )통 / 文(   )장 성분에 주의하며 제안하는 글을 쓰고 발표하여 봅시다.
가게가 클수록 品目이 다양한 편이다. (   )
말씨는 그 사람의 品格을 나타냅니다. (   )

화요일 열여섯째 주

立 설 립(입) 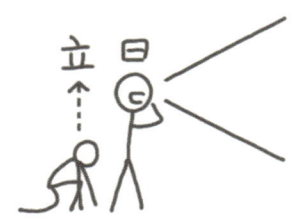 音 소리 음

억지해석

서서(立: 설 립) 말해야(曰: 가로 왈) 큰 **소리**(音: 소리 음)를 낼 수 있다.

소리, 음악, 소식.

音 소리 음 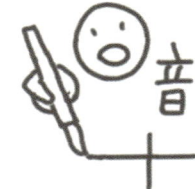 章 글 장

억지해석

소리(音: 소리 음)를 내며 1부터 10(十: 열 십)까지 **글**을 쓴다.

문장, 단락, 구별, 모범, 조목, 법.

여러 번 써보세요.

오늘의 한자

설 립	소리 음
소리 음	글 장

지나간 한자

칠 복	본받을 효
사귈 교	학교 교

활용단어

절대음감 絕(끊을 절) 對(대할 대) 音(소리 음) 感(느낄 감): 어떤 음을 들었을 때에, 다른 음과 비교하지 아니하고도 그 음의 고유한 높낮이를 알아내는 능력.

악장 樂(노래 악) 章(글 장)

도장 圖(그림 도) 章(글 장)

기출문제

▶ 다음 밑줄 친 한자의 독음을 쓰시오.

校복 (   )

이 약은 두통에 뛰어난 效능을 지녔다고 한다. (   )

수요일　　　　　　　　　　　　　　열여섯째 주

里
마을 리

童
아이 동

밭이(田: 밭 전)있고 토지가 (土: 흙 토) 있는 곳 → 마을.

고향, 이웃, 은근, 안쪽, 이미, 벌써, 헤아리다, 근심하다.

| 동네(里: 마을 리) 어귀에 서서(立: 설립) 노는 **아이**들.

아이, 어린 양이나 소, 눈동자,

音
소리 음

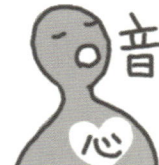

意
뜻 의

| | 마음(心:마음 심)으로 소리(音:소리 음)를 낸다. → **뜻**.
| | 생각, 사욕, 정취, 생각컨대, 의심하다, 헤아리다, 생각하다, 기억하다.

여러 번 써보세요.

오늘의 한자

마을 리	아이 동
소리 음	뜻 의

지나간 한자

설 립	자리 위
침 부	곱 배

활용단어

동심 童(아이 동) 心(마음 심): 어린 아이의 마음.

화동 花(꽃 화) 童(아이 동): 행사장에서, 주빈에게 꽃을 선사하거나 목에 걸어 주는 아이.

이장 里(마을 리) 長(긴 장): 행정 구역의 단위인 '이'(里)를 대표하여 일을 맡아보는 사람.

의외 意(뜻 의) 外(바깥 외): 전혀 생각이나 예상을 하지 못함.

동의 同(한가지 동) 意(뜻 의): 의사나 의견을 같이 함.

기출문제

▶ 다음 빈칸에 들어갈 한자를 쓰시오.

높고 귀한 지위: 고(   )

목요일 — 열여섯째 주

意 뜻 의

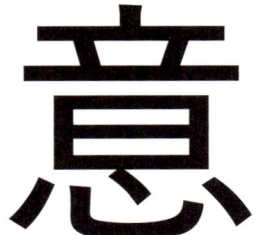

億 억 억

사람(亻:사람 인)이 많은 생각(意: 뜻 의)을 한다라는 뜻이 확대되어 무수히 많다가 됨.

많은 수, 편안하다, 헤아리다, 추측하다.

倍 곱 배

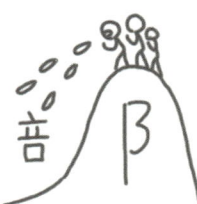

部 떼 부

억지해석

사람들이 **떼**(部:떼 부)를 지어 언덕(阝: 언덕 부)에서 침(咅:침 부)을 뱉고 있다.

집단, 마을, 분류, 부서, 지역, 장소, 언덕.

여러 번 써보세요.

오늘의 한자

뜻 의	억 억
곱 배	떼 부

지나간 한자

설 립	소리 음
나타날 현	글 장

활용단어

억만 億(억 억) 萬(일만 만): 셀 수 없을 만큼 많은 수효를 비유적으로 이를 때 쓰는 말.

수억 數(셀 수) 億(억 억)

부품 部(떼 부) 品(물건 품): 기계 따위의 어떤 부분에 쓰는 물품.

군부 軍(군사 군) 部(떼 부): 군사에 관한 일을 맡는 기관의 총칭.

기출문제

▶다음 문장 중 밑줄 친 단어를 한자로 쓰시오.
　화음을 넣어 노래를 불러보자.(　　　)

▶다음 한자의 훈(뜻)과 음(소리)를 쓰시오.
　章 (　 , 　)

금요일 열여섯째 주

立 설 립(입)

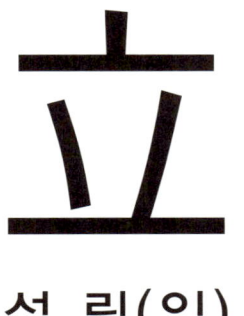

商 장사 상

억지해석

네(四: 넉 사)사람이 물건을 팔기 위해 서서 (立: 설 립) 말(口: 입 구)을 한다. → **장사**.

장사, 장수, 헤아리다.

斤 도끼 근

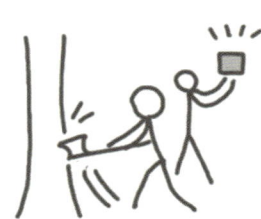

新 새 신

가로획은 도끼의 머리를 본뜨고, 세로획은 자루를 본뜸.

도끼, 근(무게의 단위), 베다.

억지해석

서서(立:설 립) 나무(木:나무 목)를 도끼로 (斤:도끼 근) 베어 **새로운** 물건을 만들다.

처음으로, 새해, 개선되다, 친하다.

여러 번 써보세요.

오늘의 한자

설 립	장사 상
도끼 근	새 신

지나간 한자

마을 리	아이 동
소리 음	뜻 의

활용단어

상점 商(장사 상) 店(가게 점): 일정한 시설을 갖추고 물건을 파는 곳.

천근만근 千(일천 천) 斤(도끼 근) 萬(일만 만) 斤(도끼 근)
: 아주 무거움을 뜻하는 말.

신문 新(새 신) 聞(들을 문)

신규 新(새 신) 規(법 규): 새로운 규칙이나 규정.

기출문제

▶ 다음 문장 중 한자로 표기된 단어의 독음을 쓰시오. (   )
  미술대회에 입상한 그 그림은 매우 창意적이라는 평가를 받았다.

▶ 다음 〈보기〉의 단어들과 관련이 깊은 한자는? (   )
  〈보기〉 반지, 수저, 은하수

복습

기억을 떠올려서 써보세요.

열여섯째 주

월

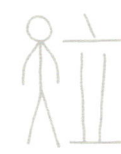

설 립	자리 위

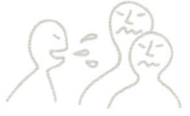

침 부	곱 배

화

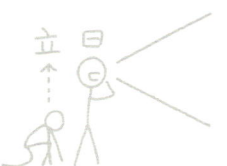

설 립	소리 음

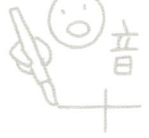

소리 음	글 장

수

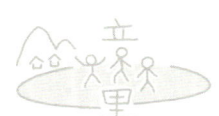

마을 리	아이 동

소리 음	뜻 의

목

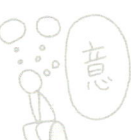

뜻 의	억 억

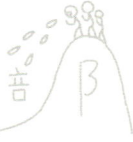

곱 배	떼 부

금

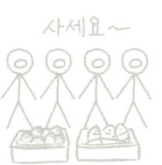

설 립	장사 상

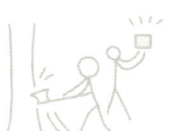

도끼 근	새 신

이번 주 한자를 복습하면서 어려웠던 글자, 여기에 써 놓으세요.

한자로 문장 채우기

다음 글을 읽고 밑줄 친 부분의 뜻을 가진 한자를 쓰시오.

1. 그는 사업에 실패하고 수십 억의 빚을 졌다. (　　)

2. 소 떼를 한군데로 몰아넣다. (　　)

3. 뜻이 있는 곳에 길이 있다. (　　)

4. 그 할머니는 밤낮으로 마을만 다니곤 했다. (　　)

5. 그들은 장사를 걷어치우고 농사를 지었다. (　　)

6. 새 옷을 꺼내 입다. (　　)

지난 주 한자 복습

지난 주에 배운 한자입니다. 훈과 음을 써보세요.

湖	觀
親	規
效	倍

기출문제정답

열여섯째 주

월

▶ 다음 밑줄 친 한자어의 독음을 쓰세요.

校(**교**)통 / 文(**문**)장 성분에 주의하며 제안하는 글을 쓰고 발표하여 봅시다.

가게가 클수록 品目이 다양한 편이다. (**품목**)

말씨는 그 사람의 品格을 나타냅니다. (**품격**)

화

▶ 다음 밑줄 친 한자의 독음을 쓰시오.

校복 (**교**)

이 약은 두통에 뛰어난 效능을 지녔다고 한다. (**효**)

수

▶ 다음 빈칸에 들어갈 한자를 쓰시오.

높고 귀한 지위: 고(**位**)

목

▶ 다음 문장 중 밑줄 친 단어를 한자로 쓰시오.
화음을 넣어 노래를 불러보자. (**和音**)

▶ 다음 한자의 훈(뜻)과 음(소리)를 쓰시오.
章 (**글 장**)

금

▶ 다음 문장 중 한자로 표기된 단어의 독음을 쓰시오. (의)
미술대회에 입상한 그 그림은 매우 창意적이라는 평가를 받았다.

▶ 다음 〈보기〉의 단어들과 관련이 깊은 한자는? (銀)
〈보기〉 반지, 수저, 은하수

한자로 문장 채우기 정답

다음 글을 읽고 밑줄 친 부분의 뜻을 가진 한자를 쓰시오.

1. 그는 사업에 실패하고 수십 억의 빚을 졌다. (億)

2. 소 떼를 한군데로 몰아넣다. (部)

3. 뜻이 있는 곳에 길이 있다. (意)

4. 그 할머니는 밤낮으로 마을만 다니곤 했다. (里)

5. 그들은 장사를 걷어치우고 농사를 지었다. (商)

6. 새 옷을 꺼내 입다. (新)

17주 한자 사전테스트

▶ 반드시 하셔야 됩니다! ◀

아래에 나오는 뜻과 음에 해당하는 한자를 써보세요.
테스트 없이 바로 시작하시면 쓸 수 있다고 착각할 수 있습니다.
반드시 사전 테스트를 해보시기 바랍니다.

이를 조

높을 탁

풀 초

열 십

아들 자

글자 자

배울 학

성씨 리

맬 계

손자 손

칠 복

가르칠 교

해 년

가죽 위

클 위

나라 한

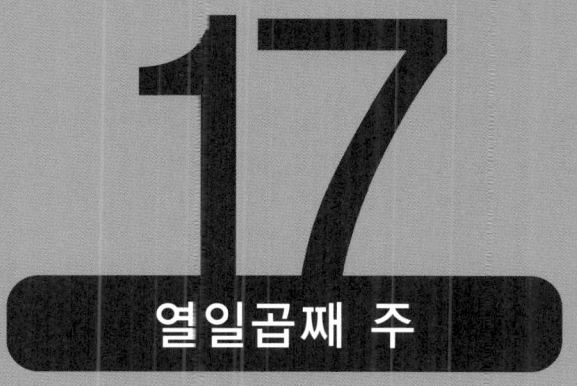

教學相長
교 학 상 장

가르치고 배우는 과정에서 스승과 제자가
함께 성장함

월요일   열일곱째 주

早 이를 조

卓 높을 탁

해(日: 해 일)가 나무(十) 위에 있을 만큼 이른 아침.

서두르다, 젊다, 일찍, 새벽.

억지해석

해(日: 해 일)보다 더 높은(上: 위 상) 것으로 **높다**라는 뜻.

멀다, 뛰어나다, 멈추다, 마침, 홀로, 탁자.

早 이를 조

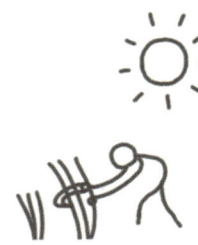

草 풀 초

억지해석

아침(早: 이를 조)에 **풀**을 베는 모습 상상하기.

풀, 잡초, 시초, 초안, 초고, 베다, 시작하다.

여러 번 써보세요.

오늘의 한자

이를 조	높을 탁
이를 조	풀 초

지나간 한자

뜻 의	억 억
곱 배	떼 부

활용단어

조실부모 早(이를 조) 失(잃을 실) 父(아비 부) 母(어미 모): 어려서 부모를 여읨.

조식 早(이를 조) 食(밥 식): 아침밥을 일찍 먹음.

탁상 卓(높을 탁) 上(위 상): 책상이나 식탁 등 탁자의 위.

초록동색 草(풀 초) 綠(푸를 록) 同(한가지 동) 色(빛 색): 풀빛과 녹색은 같은 빛깔이란 뜻으로, 같은 처지의 사람과 어울리거나 기우는 것.

기출문제

▶화살표로 가리킨 획은 몇 번째로 쓰는 획인가요? (　　)

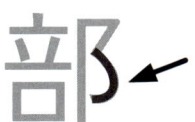

화 요일

열일곱째 주

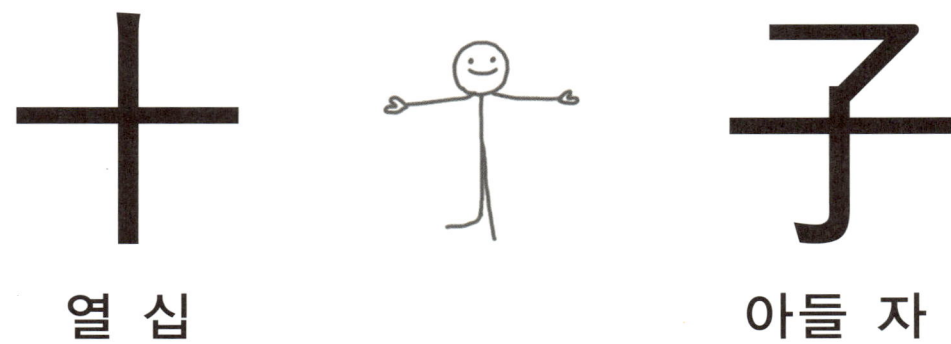

열 십   아들 자

어린아이가 두 팔을 벌리고 있는 모양을 본뜬 글자로 「**아들**」을 뜻함.

자식, 남자, 사람, 당신, 양자로 삼다, 어리다, 사랑하다.

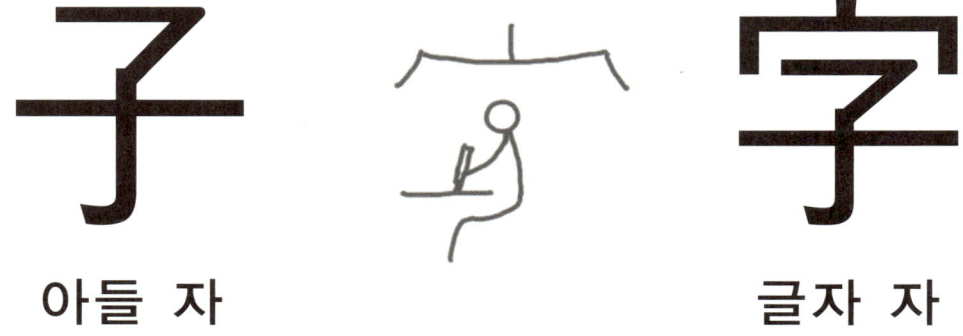

아들 자   글자 자

집(宀 : 집 면)에서 글자 익히는 아이 (子:아들 자) 모양 → **글자**.

글자, 암컷, 기르다, 낳다, 사랑하다.

여러 번 써보세요.

오늘의 한자

열 십	아들 자
아들 자	글자 자

지나간 한자

설 립	장사 상
도끼 근	새 신

활용단어

자녀 子(아들 자) 女(여자 녀): 아들과 딸의 높임말.

모자 母(어미 모) 子(아들 자) : 어머니와 아들을 아울러 이르는 말.

정자 正(바를 정) 字(글자 자): 서체가 바르고 또박또박 쓴 글자.

자수 字(글자 자) 數(셀 수): 글자 수.

기출문제

▶다음 밑줄 친 한자의 독음을 쓰세요.

형은 <u>商大</u>를 졸업했습니다. (   )

소비자는 <u>商品</u>을 안전하게 사용할 권리가 있다. (   )

수요일

열일곱째 주

字
글자 자

學
배울 학 / 가르칠 교 / 고지새 할

아이들(子:아들 자)이 양손(臼:절구 구)에 책을 들고 가르침을 본받아 깨우치니 (爻:사귈 효) **「배우다」**를 뜻함.
공부하다, 흉내내다, 모방하다, 가르침, 학문, 학자.

子
아들 자

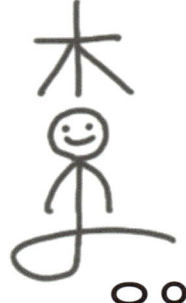

李
오얏 리(이) / 성씨 리(이)

억지해석

아이(子:아들 자)의 뿌리(木:나무 목) → **성씨**.

자두나무, 성의 하나.

여러 번 써보세요.

오늘의 한자

글자 자	배울 학
아들 자	성씨 리

지나간 한자

이를 조	높을 탁
소리 음	풀 초

활용단어

학력 學(배울 학) 力(힘 력): 학문의 실력.

휴학 休(쉴 휴) 學(배울 학): 학업을 쉼.

이화 李(오얏 이) 花(꽃 화): 자두나무의 꽃.

기출문제

▶다음 ( ) 속에 알맞은 한자를 쓰세요.

( )록동색: 이름은 다르나 따지고 보면 한 가지 것이라는 말.

목요일　　　　　　　　　　　　　열일곱째 주

系 맬 계 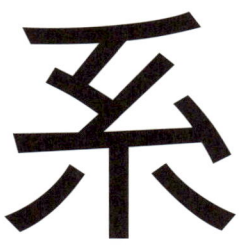 孫 손자 손

실(糸:실 사)타래를 손으로 **매는** 모습을 그린 것.

묶다, 잇다, 매달다, 끈, 혈통, 핏줄, 실마리,

아들(子:아들 자)을 잇다(系:맬 계) → **손자**.

자손, 후손, 돋아난 싹, 맥락, 겸손하다, 공손하다, 물려주다,

攵 칠 복, 글월 문  交 가르칠 교

아이가(子:아들 자) 공부를(爻: 사귈 효) 하도록 회초리를 쳐서 글(攵:글월 문)을 배우게 하다 → **가르치다**.

본받다, 가르침, ~로 하여금 ~하게 함, 교령, 종교.

여러 번 써보세요.

오늘의 한자

맬 계	손자 손
칠 복	가르칠 교

지나간 한자

열 십	아들 자
아이 동	글자 자

활용단어

자손 子(아들 자) 孫(손자 손) : 아들과 손자.

계통 系(맬 계) 統(거느릴 통) : 일정한 차례에 따라 이어져 있는 것.

교실 敎(가르칠 교) 室(집 실)

기출문제

▶ 다음 밑줄 친 글자를 부분의 뜻 또는 음을 가진 한자로 쓰세요.

그는 세 살 때 글을 읽어 신<u>동</u>으로 불렸다. (   )

다양한 생각을 나타내기 위한 많은 수의 <u>글자</u>가 필요하게 되었다. (   )

금요일   열일곱째 주

年 해 년(연)

禾(벼 화), 千(일천 천)이 합쳐진 글자.
나이, 때, 새해, 연령, 잘 익은 곡식.

韋 가죽 위

둘레, 부드럽다, 에워싸다, 떠나다, 틀리다, 어기다.

偉 클 위

훌륭하다, 위대하다, 기이하다, 성하다, 크다고 하다, 들(복수를 나타냄).

韓 나라 한

나라의 이름, 대한민국의 약칭.

여러 번 써보세요.

오늘의 한자

해 년	가죽 위
클 위	나라 한

지나간 한자

글자 자	배울 학
아들 자	성씨 리

활용단어

학년 學(배울 학) 年(해 년): 일 년간의 학습 과정의 단위.

연중 年(해 년) 中(가운데 중): 한 해 동안.

한국 韓(나라 한) 國(나라 국): 대한민국의 약칭.

위대 偉(클 위) 大(큰 대): 뛰어나고 훌륭함.

위편삼절 韋(가죽 위) 編(엮을 편) 三(석 삼) 絕(끊을 절): 공자가 주역을 즐겨 읽어 책의 가죽 끈이 세 번이나 끊어졌다는 뜻으로, 책을 열심히 읽음을 이르는 말.

기출문제

▶다음 동요의 가사를 읽고 밑줄 친 부분의 뜻을 가진 한자를 쓰세요.
　우리 아기 아장아장 걸음 <u>배울</u> 때　(　　　)

▶다음 훈음에 맞는 한자를 쓰세요.
　오얏 리 (　　　)

복습

기억을 떠올려서 써보세요.

열일곱째 주

월

| 이를 조 | 높을 탁 |

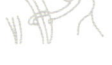

| 이를 조 | 풀 초 |

화

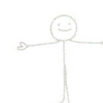

| 열 십 | 아들 자 |

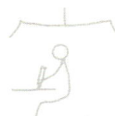

| 아들 자 | 글자 자 |

수

| 글자 자 | 배울 학 |

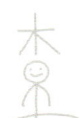

| 아들 자 | 성씨 리 |

목

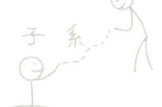

| 맬 계 | 손자 손 |

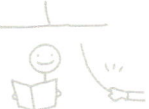

| 칠 복 | 가르칠 교 |

금

| 해 년 | 가죽 위 |

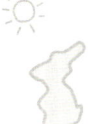

| 클 위 | 나라 한 |

이번 주 한자를 복습하면서 어려웠던 글자, 여기에 써 놓으세요.

한자로 문장 채우기

다음 글을 읽고 밑줄 친 부분의 뜻을 가진 한자를 쓰시오.

1. 소가 한가로이 <u>풀</u>을 뜯고 있다. (　　)

2. 칠판에 적은 <u>글자</u>가 잘 안 보인다. (　　)

3. 할머니가 어린 <u>손자</u>를 데리고 산책을 한다. (　　)

4. 가업을 <u>잇다</u>. (　　)

5. <u>가죽</u>을 벗겨내야 살코기를 먹을 수 있다. (　　)

지난 주 한자 복습

지난 주에 배운 한자입니다. 훈과 음을 써보세요.

部　　　　里

新　　　　億

童　　　　章

기출문제정답

열일곱째 주

월

▶화살표로 가리킨 획은 몇 번째로 쓰는 획인가요? (**열번째**)

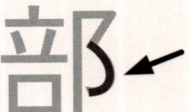

화

▶다음 밑줄 친 한자의 독음을 쓰세요.

형은 <u>商大</u>를 졸업했습니다. (**상대**)

소비자는 <u>商品</u>을 안전하게 사용할 권리가 있다. (**상품**)

수

▶다음 ( ) 속에 알맞은 한자를 쓰세요.

(**草**)록동색: 이름은 다르나 따지고 보면 한 가지 것이라는 말.

목

▶다음 밑줄 친 글자를 부분의 뜻 또는 음을 가진 한자로 쓰세요.

그는 세 살 때 글을 읽어 신<u>동</u>으로 불렸다. (**童**)

다양한 생각을 나타내기 위한 많은 수의 <u>글자</u>가 필요하게 되었다. (**字**)

금

▶다음 동요의 가사를 읽고 밑줄 친 부분의 뜻을 가진 한자를 쓰세요.
우리 아기 아장아장 걸음 배울 때 (學)

▶다음 훈음에 맞는 한자를 쓰세요.
오얏 리 (李)

한자로 문장 채우기 정답

다음 글을 읽고 밑줄 친 부분의 뜻을 가진 한자를 쓰시오.

1. 소가 한가로이 풀을 뜯고 있다. (草)

2. 칠판에 적은 글자가 잘 안 보인다. (字)

3. 할머니가 어린 손자를 데리고 산책을 한다. (孫)

4. 가업을 잇다. (系)

5. 가죽을 벗겨내야 살코기를 먹을 수 있다. (韋)

18주 한자 사전테스트
▶ 반드시 하셔야 됩니다! ◀

아래에 나오는 뜻과 음에 해당하는 한자를 써보세요.
테스트 없이 바로 시작하시면 쓸 수 있다고 착각할 수 있습니다.
반드시 사전 테스트를 해보시기 바랍니다.

비수 비

늙을 로

효도 효

공교할 교

생각할 고

사람 자

도읍 도

저녁 석

바깥 외

많을 다

이름 명

뒤쳐져올 치

각각 각

손 객

떨어질 락

18
열여덟째 주

不老長生
불 로 장 생

늙지 아니하고 오래 삶

월요일   열여덟째 주

匕 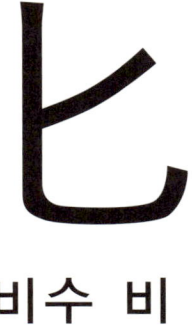 老

비수 비   **늙을 로(노)**

끝이 뾰족한 숟가락의 형상을 본뜬 글자. 비수, 숟가락, 화살촉.	머리카락이 길고 허리가 굽은 노인이 지팡이를 짚고 서 있는 모양을 본뜸. 익숙하다, 노련하다, 대접하다, 공경하다, 벼슬을 그만두다, 오래되다, 생애를 마치다, 쇠약하다, 어른, 늙은이.

老 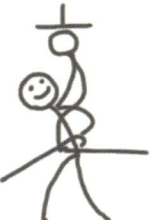 孝

늙을 로(노)   **효도 효**

	억지해석 아들(子:아들 자)이 늙은(老:늙을 로) 부모에게 **효도**하다. 상복, 제사, 맏자식, 부모를 섬기다, 본받다, 제사 지내다.

여러 번 써보세요.

오늘의 한자

비수 비	늙을 로
늙을 로	효도 효

지나간 한자

맬 계	손자 손
칠 복	가르칠 교

활용단어

비수 匕(비수 비) 首(머리 수): 날이 썩 날카롭고 짧은 칼.

남녀노소 男(사내 남) 女(여자 녀) 老(늙을 노) 少(젊을 소): 모든 사람.

효자 孝(효도 효) 子(아들 자): 어버이를 잘 섬기는 아들.

기출문제

▶다음 사자성어의 ( )속에 알맞은 글자를 쓰세요.
 ( )學相長: 가르치고 배우는 과정에서 스승과 제자가 함께 성장함.(   )

▶다음 ( )안에 밑줄 친 한자와 뜻이 반대되는 한자를 쓰세요.
갑작스런 일로 부모를 여의고 조부모 슬하에서 자라는 조(   )가정 아동도 늘고 있다.

화 요일　　　　　　　　　　　열여덟째 주

丂　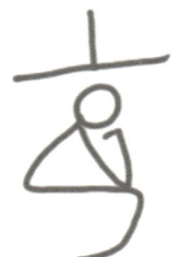　考
공교할 교　　　　　　　생각할 고

솜씨나 꾀 따위가 재치가 있고 교묘하다, 예쁘다, 아름답다, 약삭빠르다, 재주, 책략, 작은 꾀.	**억지해석** 나이 든 사람(老:늙을 로)이 솜씨가 (丂:공교할 교) 좋은 이유는 **생각**을 많이 하기 때문이다. 생각하다, 깊이 헤아리다, 살펴보다, 시험하다.

者　　都
사람 자　　　　　　　도읍 도 / 못 지

억지해석 백발(白:흰 백) 노인이 되어 깨달아야 드디어 **사람**이 된다. 놈, 사람.	사람(者:사람 자)들이 모여 사는 마을(阝:언덕 부) → **도읍**. 서울, 도시, 마을, 나라, 성, 우두머리.

여러 번 써보세요.

오늘의 한자

공교할 교	생각할 고
사람 자	도읍 도

지나간 한자

해 년	가죽 위
클 위	나라 한

활용단어

심사숙고 深(깊을 심) 思(생각할 사) 熟(익을 숙) 考(생각할 고):
깊이 생각하고 깊이 고찰함.

학자 學(배울 학) 者(사람 자): 학문에 능통한 사람이나 연구하는 사람.

도심 都(도읍 도) 心(마음 심): 도시의 중심부.

기출문제

▶ 다음 (　)안에 밑줄 친 한자와 뜻이 같은 한자를 쓰세요.

어머니의 사랑은 (＿＿)大 하다.

수요일 열여덟째 주

夕 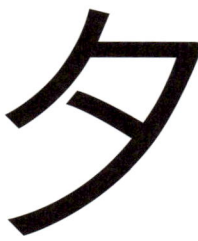 外

저녁 석   바깥 외

달(月:달 월)이 구름에 가려진 모습 → 저녁.

밤, 끝, 서쪽, 쏠리다, 저물다, 한움큼.

고대 중국에서는 아침에 점을 보는 것이 관례였다. 점(卜:점 복)을 저녁(夕:저녁 석)에 보는 것은 관례에 벗어난다는 뜻을 지닌 글자로 「밖」을 뜻함.

겉, 남, 외국, 바깥채, 멀리하다.

夕 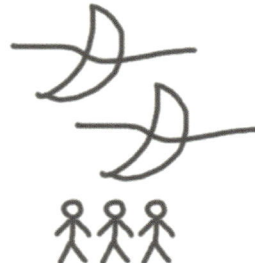 多

저녁 석   많을 다

억지해석

저녁(夕:저녁 석)이 깊을수록 사람도 **많아**지고 먹을 것도 **많아**진다.

많다, 낫다, 더 좋다, 뛰어나다.

여러 번 써보세요.

오늘의 한자

저녁 석	바깥 외
저녁 석	많을 다

지나간 한자

비수 비	늙을 로
가르칠 교	효도 효

활용단어

석양 夕(저녁 석) 陽(볕 양): 저녁 때의 해.

추석 秋(가을 추) 夕(저녁 석): 우리나라 명절의 하나. 음력 팔월 보름날.

야외 野(들 야) 外(바깥 외): 집 밖.

외출 外(바깥 외) 出(날 출): 집이나 근무지 따위에서 벗어나 잠시 밖으로 나감.

다복 多(많을 다) 福(복 복): 복이 많음.

기출문제

▶다음 밑줄 친 단어를 한자로 쓰세요.

젊어서 열심히 일한 사람들은 노년을 비교적 여유롭게 보냅니다. (　　)

숲 속의 나무꾼은 늙은 노모를 모시고 살았습니다. (　　)

목 요일   열여덟째 주

夕 저녁 석

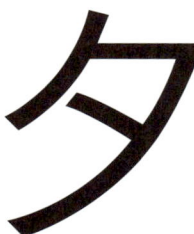

名 이름 명

어두운 저녁(夕:저녁 석)에 멀리서 오는 누군가를 식별하기 위해서 **이름**을 불러본다(口:입 구).

이름, 평판, 외관, 명분, 공적, 이름나다.

夂 뒤쳐져올 치 / 마칠 종

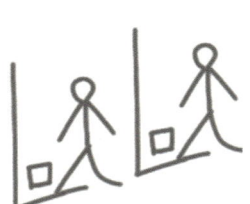

各 각각 각

천천히 걷는 모습을 그린 것.

뒤쳐져오다, 뒤따라 가다, 천천히 걷는 모양.

발(夂:뒤쳐올 치)을 입구(口:입 구)에 들여 놓다. 도착하다. 여럿이 따로 도착한다 하여 **각각**, 따로.

여러, 서로, 모두, 다르다.

여러 번 써보세요.

오늘의 한자

저녁 석	이름 명
뒤쳐져올 치	각각 각

지나간 한자

공교할 교	생각할 고
사람 자	도울 도

활용단어

명문 名(이름 명) 門(문 문): 이름 있는 문벌, 또는 훌륭한 집안.

유명 有(있을 유) 名(이름 명): 이름이 세상에 널리 알려져 있음.

각별 各(각각 각) 別(다를 별): 어떤 일에 대한 마음가짐이나 자세 따위가 유달리 특별함.

기출문제

▶ 다음 밑줄 친 한자의 독음을 쓰세요.
독者 (   )

▶ 다음 밑줄 친 뜻에 해당하는 한자를 쓰세요.
우리 고장의 읍내에는 큰 향교가 있다. (   )

금 요일   열여덟째 주

各 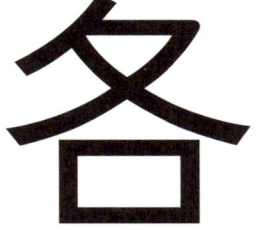 客

각각 각   손 객

각(各:각각 각)처에서 집(宀:집 면)으로 온 사람을 뜻함. → **손님**.

손님, 나그네, 사람, 외계, 여행, 객지.

各 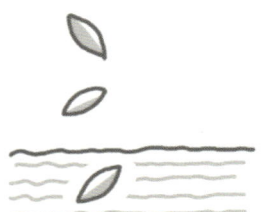 落

각각 각   떨어질 락(낙)

풀(艹:풀 초)잎이 물(氵:물 수)위로 제각각(各:각각 각) **떨어지다**.

떨어지다, 쓸쓸하다, 죽다, 낙엽.

여러 번 써보세요.

오늘의 한자		지나간 한자	
각각 각	손 객	저녁 석	바깥 외
각각 각	떨어질 락	효도 효	많을 다

활용단어

주객 主(주인 주) 客(손 객): 주인과 손님.

객실 客(손 객) 室(집 실): 손님을 거처하게 하거나 접대할 수 있도록 정해 놓은 방.

낙하 落(떨어질 낙) 下(아래 하): 높은 데서 낮은 데로 떨어짐.

추풍낙엽 秋(가을 추) 風(바람 풍) 落(떨어질 낙) 葉(잎 엽):
어떤 형세나 세력이 갑자기 기울어지거나 헤어져 흩어지는 모양을 비유적으로 이르는 말.

기출문제

▶다음 사자성어의 (　　)속에 알맞은 한자를 쓰세요.
　花朝月(　): 꽃피는 아침과 달 뜨는 저녁. 경치가 썩 좋은 때. (　　)
　사친이(　): 어버이를 섬기기를 효도로써 함. (　　)

▶다음 밑줄 친 뜻에 맞는 한자를 쓰세요. 복이 <u>많음</u>. 또는 <u>많은</u> 복. (　　)

복습

기억을 떠올려서 써보세요.

열여덟째 주

월

비수 비

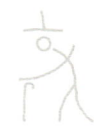
늙을 로

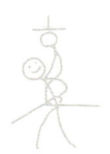
늙을 로

효도 효

화

공교할 교

생각할 고

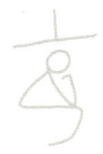
사람 자

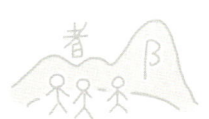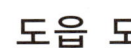
도읍 도

수

저녁 석

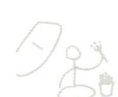
바깥 외

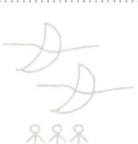
저녁 석

많을 다

목

저녁 석

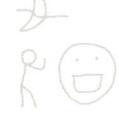
이름 명

뒤져올 치

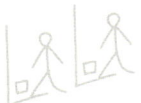
각각 각

금

각각 각

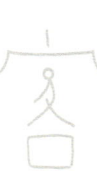
손 객

각각 각

떨어질 락

이번 주 한자를 복습하면서 어려웠던 글자, 여기에 써 놓으세요.

한자로 문장 채우기

다음 글을 읽고 밑줄 친 부분의 뜻을 가진 한자를 쓰시오.

1. 그의 말은 비수가 되어 그녀의 가슴에 들어박혔다. (   )

2. 이것저것 생각하다 보니 머리가 지끈거리고 아팠다. (   )

3. 저녁에 온가족이 모이다. (   )

4. 택시에 탄 그 손님은 합승을 해도 좋다고 말하였다. (   )

5. 감기 기운이 있어서 어제는 바깥에 나가지 않고 집에서 쉬었다. (   )

6. 우리는 각각 맡은 일을 충실히 해야 한다. (   )

지난 주 한자 복습

지난 주에 배운 한자입니다. 훈과 음을 써보세요.

卓　　　　韓

孫　　　　偉

教　　　　李

기출문제정답

열여덟째 주

월

▶다음 사자성어의 ( )속에 알맞은 글자를 쓰세요.
( )學相長: 가르치고 배우는 과정에서 스승과 제자가 함께 성장함.(**敎**)

▶다음 ( )안에 밑줄 친 한자와 뜻이 반대되는 한자를 쓰세요.
갑작스런 일로 부모를 여의고 조부모 슬하에서 자라는 조(**孫**)가정 아동도 늘고 있다.

화

▶다음 ( )안에 밑줄 친 한자와 뜻이 같은 한자를 쓰세요.
어머니의 사랑은 (**偉**)大 하다.

수

▶다음 밑줄 친 단어를 한자로 쓰세요.
젊어서 열심히 일한 사람들은 노년을 비교적 여유롭게 보냅니다. (**老年**)
숲 속의 나무꾼은 늙은 노모를 모시고 살았습니다. (**老母**)

목

▶다음 밑줄 친 한자의 독음을 쓰세요.
독者 (**자**)

▶다음 밑줄 친 뜻에 해당하는 한자를 쓰세요.
우리 고장의 읍내에는 큰 향교가 있다. (**都**)

금

▶다음 사자성어의 ( )속에 알맞은 한자를 쓰세요.
花朝月( ): 꽃피는 아침과 달 뜨는 저녁, 경치가 썩 좋은 때. (夕)
사친이( ): 어버이를 섬기기를 효도로써 함. (孝)

▶다음 밑줄 친 뜻에 맞는 한자를 쓰세요. 복이 <u>많음</u>. 또는 <u>많은</u> 복. (多)

한자로 문장 채우기 정답

다음 글을 읽고 밑줄 친 부분의 뜻을 가진 한자를 쓰시오.

1. 그의 말은 <u>비수</u>가 되어 그녀의 가슴에 들어박혔다. (匕)

2. 이것저것 <u>생각하다</u> 보니 머리가 지끈거리고 아팠다. (考)

3. <u>저녁</u>에 온가족이 모이다. (夕)

4. 택시에 탄 그 <u>손님</u>은 합승을 해도 좋다고 말하였다. (客)

5. 감기 기운이 있어서 어제는 <u>바깥</u>에 나가지 않고 집에서 쉬었다. (外)

6. 우리는 <u>각각</u> 맡은 일을 충실히 해야 한다. (各)

19주 한자 사전테스트

▶ 반드시 하셔야 됩니다! ◀

아래에 나오는 뜻과 음에 해당하는 한자를 써보세요.
테스트 없이 바로 시작하시면 쓸 수 있다고 착각할 수 있습니다.
반드시 사전 테스트를 해보시기 바랍니다.

각각 각

격식 격

발 족

길 로

겨울 동

마칠 종

비수 비

죽을 사

법식 례

밤 야

석 삼

임금 왕

주인 주

북방 임

맡길 임

살 주

부을 주

19
열아홉째 주

生老病査
생 로 병 사

사람이 나고 늙고 병들고 죽는 네 가지 고통

월요일　　　　　　　　　　　　　　　　**열아홉째 주**

各 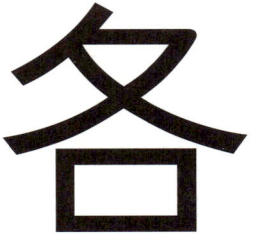 格

각각 각　　　　　　　　**격식 격**
　　　　　　　　　가지 각, 마을 락(낙), 별이름 학

	억지해석
	각자(各:각각 각) 자기 집을 나무 (木:나무 목)로 장식하면서 **격식**을 차리다.
	인격, 나뭇가지, 주사위 놀이, 마을, 울타리, 별의 이름, 바로잡다, 겨루다.

足 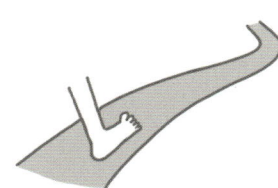 路

발 족　　　　　　　　　　**길 로**
지나칠 주

무릎에서 발끝까지의 모양을 본뜬 글자로 「발」을 뜻함. 한자의 부수로 쓰임.	각각(各:각각 각) 발(足:발 족)로 걸어 다니는 곳 → **길**.
뿌리, 그치다, 충족하다, 밟다.	도리, 방도, 지위, 수레, 크다, 피로하다, 바르다.

여러 번 써보세요.

오늘의 한자

각각 각	격식 격
발 족	길 로

지나간 한자

저녁 석	이름 명
뒤쳐져올 치	도읍 도

활용단어

성격 性(성품 성) 格(격식 격) : 개인이 가지고 있는 고유의 성질이나 품성.

격식 格(격식 격) 式(법 식) : 격에 맞는 일정한 방식.

도덕 道(길 도) 德(덕 덕)

기출문제

▶ 다음 빈칸에 들어갈 한자를 쓰시오.
  작(　) : 이름을 지음.

▶ 다음 밑줄 친 단어를 한자로 쓰세요.
  평양에 가서 <u>유명</u>한 냉면집에 가고 싶다고 했다.(　)

화요일

열아홉째 주

冬
겨울 동
북소리 동

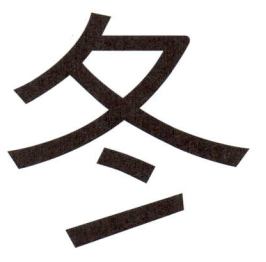

억지해석

얼음(冫:얼음 빙)이 온다(夂:뒤져올 치).
→ **겨울**.

겨울을 지내다. 북소리.

終
마칠 종

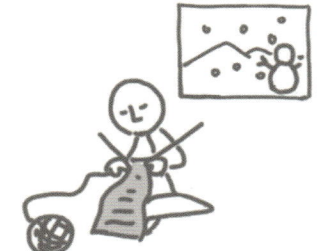

억지해석

겨울(冬:겨울 동)을 뜨개질(糹:실 사)로 **마무리**한다.

죽다, 완성되다, 끝, 항상, 마침내.

匕
비수 비

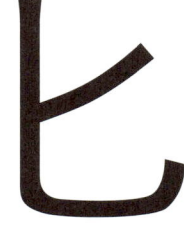

끝이 뾰족한 숟가락의 형상을 본뜬 글자.

비수, 숟가락, 화살촉.

死
죽을 사

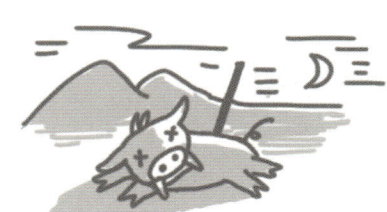

억지해석

어느 날 저녁(夕:저녁 석) 비수(匕: 비수 비) 하나(一:하나 일)가 꽂히다. → **죽다**.

생기가 없다, 활동력이 없다, 목숨을 걸다.

여러 번 써보세요.

오늘의 한자		지나간 한자	
겨울 동	마칠 종	각각 각	손 객
비수 비	죽을 사	생각할 고	떨어질 락

활용단어

동지 冬(겨울 동) 至(이를 지) : 24절기의 하나, 일 년 중 낮이 가장 짧고 밤이 가장 길다.

종말 終(마칠 종) 末(끝 말) : 계속된 일이나 현상의 맨 끝.

시종 始(비로소 시) 終(마칠 종) : 처음과 끝.

사인 死(죽을 사) 因(인할 인) : 죽음의 원인.

기출문제

▶다음 밑줄 친 한자의 독음을 쓰세요.

전국 <u>各地</u>에서 일어난 의병 운동에 대해 알아봅시다. (   )

수요일　　　　　　　　　　　　　　열아홉째 주

例 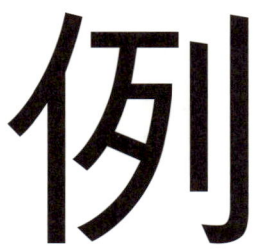 夜

법식 례(예)　　　　　　　　밤 야 / 고을이름 액

억지해석
사람들이(亻:사람 인) 저녁 (夕:저녁 석)에 칼(刂:칼 도)을 정리하면서 **예**를 갖추다.

규칙, 본보기, 사례, 보기, 대개, 규칙에 따라 행하다.

억지해석
삿갓(亠)을 쓴 사람들이(亻:사람 인) 저녁(夕:저녁 석)에 모여서 **밤**새도록 얘기한다.

한밤중, 침실, 어두워지다, 즙(액).

三　　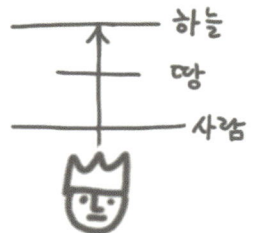　　王

석 삼　　　　　　　　　　　임금 왕 / 옥 옥

세 손가락을 옆으로 펴거나 나무젓가락 셋을 옆으로 뉘어 놓은 모양을 나타내어 「**셋**」을 뜻함.

자주, 거듭, 여러 번.

하늘(一)과 땅(一)과 사람(一)을 두루 꿰뚫어(丨) 다스리는 지배자를 일러 **왕**을 뜻함.

수령, 으뜸, 할아버지, 왕으로 삼다, 바로 고치다, 크다, 옥.

여러 번 써보세요.

오늘의 한자

법식 례	밤 야
석 삼	임금 왕

지나간 한자

가르칠 교	격식 격
발 족	길 로

활용단어

비례 比(견줄 비) 例(법식 례): 한쪽의 양이나 수가 증가하는 만큼 그와 관련 있는 다른 쪽의 양이나 수도 증가함.

주야장천 晝(낮 주) 夜(밤 야) 長(긴 장) 川(내 천): 밤낮으로 쉬지 않고 연달아.

삼일천하 三(석 삼) 日(날 일) 天(하늘 천) 下(아래 하): 정권을 잡았다가 짧은 기간 내에 밀려나게 됨을 이르는 말.

왕실 王(임금 왕) 室(집 실): 임금의 집안.

기출문제

▶ 다음 [ ]안의 한자와 뜻이 비슷한 한자는? (   )
  [道]   ①者 ②孫 ③場 ④路
▶ 다음 한자어의 독음을 쓰시오.
  失足 (   )

목요일
열아홉째 주

王	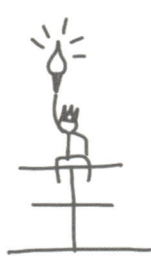	主
임금 왕		주인 주

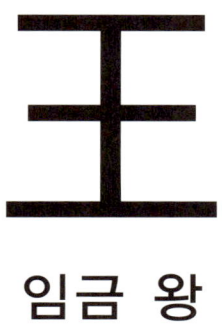

한 나라를 밝혀야하는(丶) 사람은 왕(王:임금 왕), **주인**이어야 한다.

임금, 자신, 당사자, 주장하다, 예시하다.

壬	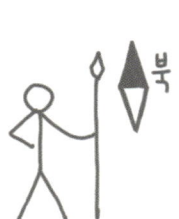	任
북방 임		맡길 임

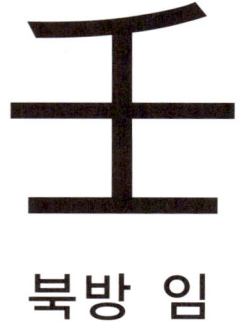

북방, 간사하다, 아첨하다, 크다, 성대하다.

억지해석

사람(亻:사람 인)이 북방(壬:북방 임)을 **맡았음**. 즉, 책임을 말함.

임신하다, 견디다, 잘하다, 재주, 마음대로.

여러 번 써보세요.

오늘의 한자

임금 왕	주인 주
북방 임	맡길 임

지나간 한자

겨울 동	마칠 종
비수 비	죽을 사

활용단어

물주 物(물건 물) 主(주인 주): 공사판이나 장사판에서 밑천을 대는 사람.

주력 主(주인 주) 力(힘 력): 중심이 되는 힘. 또는 그런 세력.

임명 任(맡길 임) 命(목숨 명): 일정한 지위나 임무를 남에게 맡김.

책임 責(꾸짖을 책) 任(맡길 임): 도맡아 해야 할 임무.

기출문제

▶ 다음 한자의 훈(뜻)과 음(소리)을 쓰세요.
死 (   )

▶ 다음 [   ]안의 한자와 뜻이 상대(반대)되는 한자는? (   )
[夏]   ① 陽   ② 孝   ③ 竹   ④ 冬

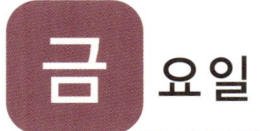 요일 　　　　　　　　　　　　　　　　　　　열아홉째 주

主  住

주인 주 　　　　　　　　　　살 주

억지해석

주인 (主:주인 주)되는 사람(亻:사람 인)이 **살고** 있다.

숙박하다, 멈추다, 세우다, 거처, 살고 있는 사람.

主  注

주인 주 　　　　　　　　　　부을 주

억지해석

주인(主:주인 주)이 물(氵:물 수)을 **붓다**.

(물을) 대다, (뜻을)두다, (비가)내리다, 적다, 흐름.

여러 번 써보세요.

오늘의 한자

주인 주	살 주
주인 주	부을 주

지나간 한자

법식 례	밤 야
석 삼	임금 왕

활용단어

거주 居(살 거) 住(살 주) : 일정한 곳에 머물러 삶. 또는 그런 집.

주소 住(살 주) 所(곳 소) : 사는 곳.

주의 注(부을 주) 意(뜻 의) : 마음에 새겨 두고 조심함.

주유 注(부을 주) 油(기름 유)

기출문제

▶ 다음 밑줄 친 부분의 뜻을 가진 한자를 쓰시오.
  어젯 <u>밤</u> 아무도 모르게 봄비가 다녀가더니 (   )

▶ 다음 내용에 맞게 (   )안에 적당한 한자를 넣어 한자 성어를 완성 하시오.
  작心(   )日 / '마음 먹은 지 삼 일이 못 간다' 는 뜻.

복습

기억을 떠올려서 써보세요.

열아홉째 주

월

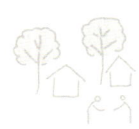
각각 각   격식 격

발 족   길 로

화

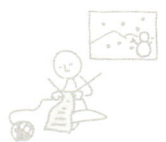
겨울 동   마칠 종

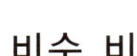 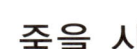
비수 비   죽을 사

수

법식 례   밤 야

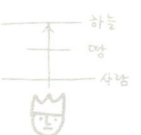
석 삼   임금 왕

목

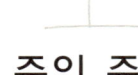
임금 왕   주인 주

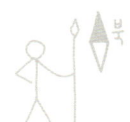
북방 임   맡길 임

금

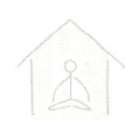
주인 주   살 주

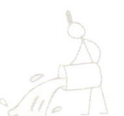
주인 주   부을 주

이번 주 한자를 복습하면서 어려웠던 글자, 여기에 써 놓으세요.

한자로 문장 채우기

다음 글을 읽고 밑줄 친 부분의 뜻을 가진 한자를 쓰시오.

1. 이날 모임은 <u>격식</u>을 차린 공식적인 행사는 아니었다. (   )

2. 1박 2일의 짧은 여정을 <u>마치다</u>. (   )

3. 집안 살림을 어린 딸에게 <u>맡기다</u>. (   )

4. 일정한 지역에 모여 <u>살다</u>. (   )

5. 불교의 <u>법식</u>에 따라 추모제를 거행합니다. (   )

지난 주 한자 복습

지난 주에 배운 한자입니다. 훈과 음을 써보세요.

孝	客
都	落
老	考

기출문제정답

열아홉째 주

월

▶ 다음 빈칸에 들어갈 한자를 쓰시오.
작(**名**) : 이름을 지음.

▶ 다음 밑줄 친 단어를 한자로 쓰세요.
평양에 가서 <u>유명</u>한 냉면집에 가고 싶다고 했다.(**有名**)

화

▶ 다음 밑줄 친 한자의 독음을 쓰세요.
전국 <u>各地</u>에서 일어난 의병 운동에 대해 알아봅시다. **각지**

수

▶ 다음 [ ]안의 한자와 뜻이 비슷한 한자는? (**④**)
[道] ①者 ②孫 ③場 ④路

▶ 다음 한자어의 독음을 쓰시오.
失足 (**실족**)

목

▶ 다음 한자의 훈(뜻)과 음(소리)을 쓰세요.
死 (**죽을 사**)

▶ 다음 [ ]안의 한자와 뜻이 상대(반대)되는 한자는? (**④**)
[夏] ①陽 ②孝 ③竹 ④冬

금

▶ 다음 밑줄 친 부분의 뜻을 가진 한자를 쓰시오.
어젯 밤 아무도 모르게 봄비가 다녀가더니 (夜)

▶ 다음 내용에 맞게 ( )안에 적당한 한자를 넣어 한자 성어를 완성 하시오.
작心(三)日 / '마음 먹은 지 삼 일이 못 간다' 는 뜻.

한자로 문장 채우기 정답

다음 글을 읽고 밑줄 친 부분의 뜻을 가진 한자를 쓰시오.

1. 이날 모임은 격식을 차린 공식적인 행사는 아니었다. (格)

2. 1박 2일의 짧은 여정을 마치다. (終)

3. 집안 살림을 어린 딸에게 맡기다. (任)

4. 일정한 지역에 모여 살다. (住)

5. 불교의 법식에 따라 추모제를 거행합니다. (例)

20주 한자 사전테스트
▶ 반드시 하셔야 됩니다! ◀

아래에 나오는 뜻과 음에 해당하는 한자를 써보세요.
테스트 없이 바로 시작하시면 쓸 수 있다고 착각할 수 있습니다.
반드시 사전 테스트를 해보시기 바랍니다.

책 책	
법 전	
흙 토	
두 재	
밭 전	
뿔 각	
누를 황	
넓을 광	
꼬리 파	
빛 색	
고을 읍	
오른 우	
있을 유	
이를 운	
기를 육	
길 용	
통할 통	

20
스무번째 주

男女有別
남 녀 유 별

남자와 여자 사이에 분별이 있어야 함을 이르는 말

월요일　　　　　　　　　　스무번째 주

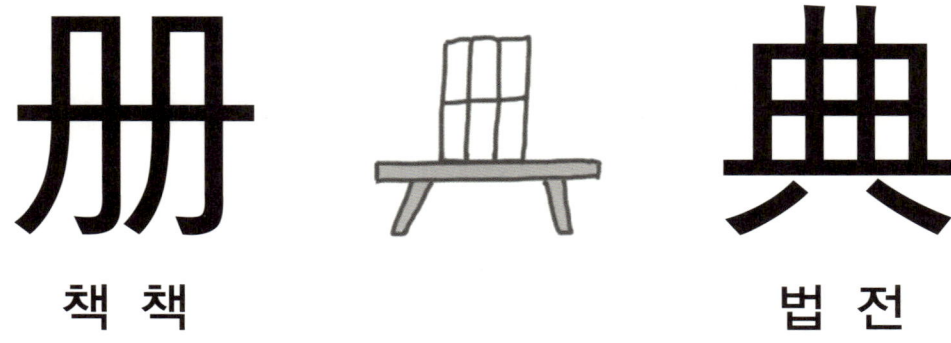

册　　　　　　　　典
책 책　　　　　　　법 전

책, 문서, 꾀, 계획, 세우다.	册(책 책)자와 廾(받들 공) 결합한 모습. 매우 중요한 책이라는 의미에서 '서적'이나 **'법전', '법',** '의식'을 뜻하게 되었음. 법전, 책, 서적, 벼슬, 예, 종사하다, 맡다.

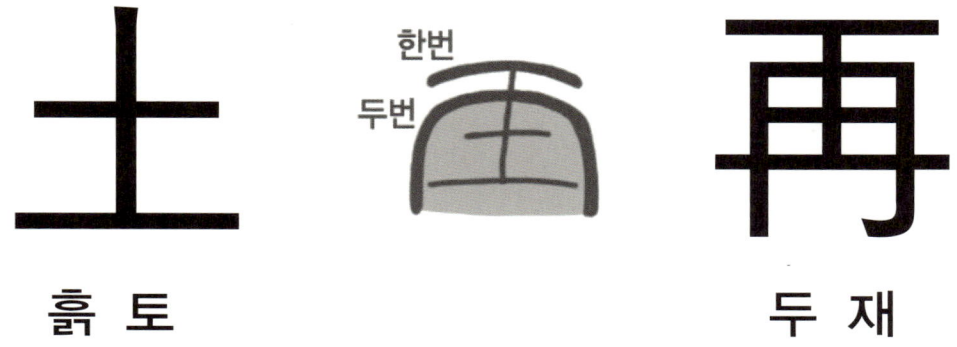

土　　　　　　　　再
흙 토　　　　　　　두 재

	억지해석 흙(土:흙 토)을 **두**번 덮는 이미지를 상상할 것 재차, 거듭하다.

여러 번 써보세요.

오늘의 한자

책 책	법 전
흙 토	두 재

지나간 한자

임금 왕	주인 주
북방 임	맡길 임

활용단어

책상 册(책 책) 床(평상 상): 앉아서 책을 읽거나 글을 쓰거나 사무를 보거나 할 때에 앞에 놓고 쓰는 상.

법전 法(법 법) 典(법 전): 법을 기록한 책.

재수 再(두번 재) 修(닦을 수): 한 번 배웠던 학과 과정을 다시 배움.

기출문제

▶다음 (   )안에 밑줄 친 한자와 뜻이 반대 또는 상대되는 한자를 쓰세요.
主이 마주 앉아 차를 마십니다. (   )

▶다음 밑줄 친 한자의 독음을 쓰세요. (   )
상품을 생산, 판매하는 사람 모두 상품의 품질과 안전에 책任을 져야 합니다.

화 요일 스무번째 주

月   角
달 월   뿔 각

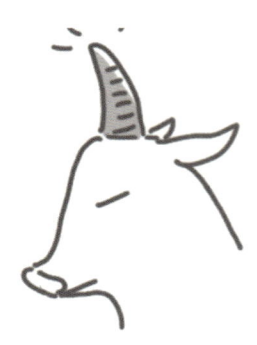

짐승의 뿔의 모양을 본뜬 글자로 「**뿔**」, 「모서리」를 뜻함.

뿔, 구석, 모퉁이, 각도, 짐승, 겨루다, 다투다, 시험하다, 뛰다.

田   黃
밭 전   누를 황

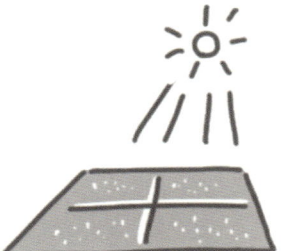

억지해석

밭(田: 밭 전)에 빛이 비추어져 **노랗게** 변한다.

황금, 늙은이, 어린아이, 황제, 열병, 곡식.

여러 번 써보세요.

오늘의 한자

달 월	뿔 각
두 재	누를 황

지나간 한자

주인 주	살 주
주인 주	부을 주

활용단어

각도 角(뿔 각) 度(법도 도): 생각의 방향이나 관점.

직각 直(곧을 직) 角(뿔 각): 두 직선이 만나서 이루는 90도의 각.

황색 黃(누를 황) 色(빛 색): 익은 벼의 빛깔과 같이 다소 어둡고 탁한 색.

기출문제

▶ 다음 밑줄 친 한자어의 독음을 쓰세요.
  수업 내용을 <u>注意</u>깊게 듣겠습니다. (   )

▶ 다음 밑줄 친 단어를 한자로 쓰세요.
  우리 가족은 어제 새로 산 아파트로 <u>입주</u>하였다. (   )

수요일　　　　　　　　스무번째 주

黃 누를 황　　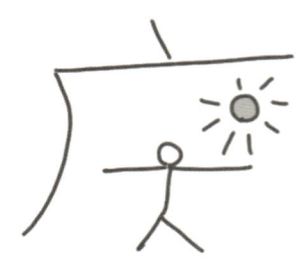　　廣 넓을 광

억지해석

집(广:집 엄)에 밝은 빛, 즉 노란 빛(黃:누를 황)을 비추면 **넓어** 보인다.

빛나다, 공허하다, 널리, 무덤, 직경.

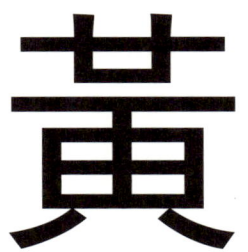 巴 꼬리 파　　　　　色 빛 색

본래 뱀이 또아리를 틀고 있는 모양을 본뜸. 「소용돌이」의 뜻.

꼬리, 땅의 이름, 뱀, 소용돌이, 바라다, 기대하다.

억지해석

(동물) 꼬리(巴: 꼬리 파)를 금박지로 싸면 (ク: 쌀 포) **빛**이 난다.

낯, 윤, 기색, 모양, 미색, 갈래, 화장하다, 색칠하다, 꿰매다, 평온하다.

여러 번 써보세요.

오늘의 한자		지나간 한자	
누를 황	넓을 광	책 책	법 전
꼬리 파	빛 색	흙 토	두 재

활용단어

광고 廣(넓을 광) 告(고할 고) : 세상에 널리 알림. 또는 그런 일.
광장 廣(넓을 광) 場(마당 장) : 많은 사람이 모일 수 있게 거리에 만들어 놓은, 넓은 빈터.
색상 色(빛 색) 相(서로 상) : 육안으로 볼 수 있는 모든 물질의 형상.
기색 氣(기운 기) 色(빛 색) : 마음의 작용으로 얼굴에 드러나는 빛.

기출문제

▶다음 밑줄 친 한자어의 독음을 쓰세요.

廣告에 놀이공원이 나와서 우리 모두 한번 가보기로 했다. (   )

목요일   스무번째 주

巴		邑
꼬리 파		고을 읍 / 아첨할 압

억지해석

고을(邑:고을 읍) 입구(口:입 구) 에 뱀 (巴: 꼬리 파)이 있다.

마을, (도읍을)닦다, 영유하다, 근심하다, 아첨하다.

右	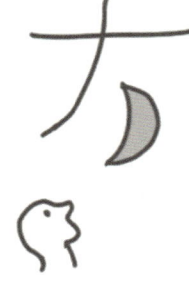	有
오른 우		있을 유

억지해석

오른쪽에 네모(口) 대신 달(月:달 월)이 **있다**.

존재하다, 가지다, 많다, 친하게 지내다, 혹, 또, 어떤.

여러 번 써보세요.

오늘의 한자

꼬리 파	고을 읍
오른 우	있을 유

지나간 한자

달 월	뿔 각
밭 전	누를 황

활용단어

읍내 邑(고을 읍) 內(안 내) : 읍의 구역 안.

유리 有(있을 유) 利(이로울 리) : 이익이 있음.

기출문제

▶다음 밑줄 친 부분의 뜻을 가진 한자를 쓰시오.
  <u>노란</u> 개나리는 무슨 얘기를 들었나? (   )

▶다음 한자의 훈과 음을 쓰세요.
  角 (   )

금요일   스무번째 주

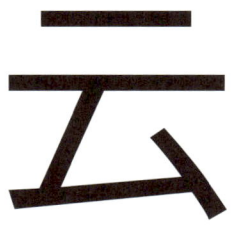
이를 운

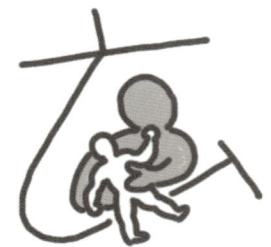

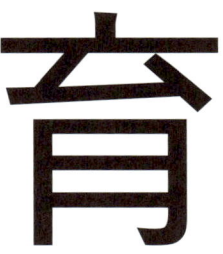
기를 육

구름이 뭉게뭉게 피어 오르는 모양을 거꾸로 한 글자.

일컫다, 이와 같다, 다다르다, 운행하다, 있다, 구름, 하늘, 은하수.

억지해석

아이들(㐬)의 근육, 月=肉(고기 육)을 키우다. → **기르다**

자라다, 어리다, 낳다.

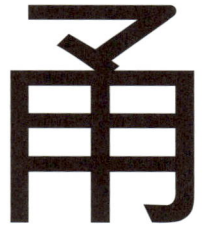
길 용

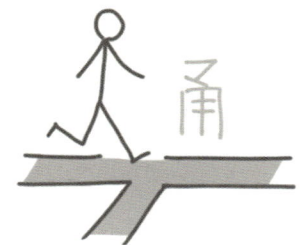

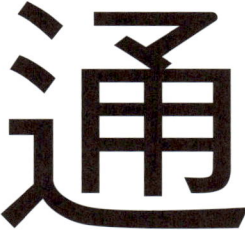
통할 통

길, 섬(용량 단위), 땅의 이름 솟아오르다, 쓰다, 부리다.

길(甬:길 용)이 다니기 쉽게(辶:쉬엄쉬엄 갈 착) **통해** 있다.

알리다, 통(편지 따위를 세는 단위).

여러 번 써보세요.

오늘의 한자

이를 운	기를 육
길 용	통할 통

지나간 한자

누를 황	넓을 광
꼬리 파	빛 색

활용단어

운운 云(이를 운) 云(이를 운) : 글이나 말을 인용하거나 생략할 때에, 이러이러하다고 말함의 뜻으로 쓰는 말.

육성 育(기를 육) 成(이룰 성) : 길러 자라게 함.

양육 養(기를 양) 育(기를 육) : 아이를 보살펴서 자라게 함.

통신 通(통할 통) 信(믿을 신) : 소식을 전함.

기출문제

▶다음 밑줄 친 빈칸에 공통으로 들어갈 한자를 쓰시오.
　__色　__金　__土　→　(　　)

▶다음 〈보기〉의 단어들과 관련이 깊은 한자는? (　　)
　〈보기〉 파랑　노랑　빨강

복습

기억을 떠올려서 써보세요.

스무번째 주

월

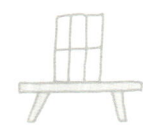

책 책   법 전

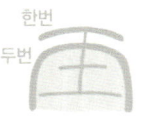

흙 토   두 재

화

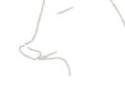

달 월   뿔 각

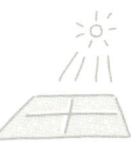

두 재   누를 황

수

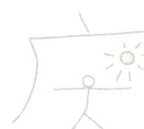

누를 황   넓을 광

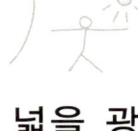

꼬리 파   빛 색

목

꼬리 파   고을 읍

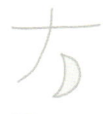

오른 우   있을 유

금

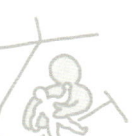

이를 운   기를 육

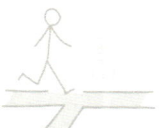

길 용   통할 통

이번 주 한자를 복습하면서 어려웠던 글자, 여기에 써 놓으세요.

한자로 문장 채우기

다음 글을 읽고 밑줄 친 부분의 뜻을 가진 한자를 쓰시오.

1. 그는 책장에 <u>책</u>을 가지런히 꽂아 놓았다. (   )

2. 한참을 쉬다가 <u>다시</u> 길을 걷기 시작했다. (   )

3. 이른봄 서울의 대기는 황사 때문에 색깔이 <u>누렇다</u>. (   )

4. 농사 외에 부업으로 토끼를 <u>기르다</u>. (   )

5. 길이 일방으로 <u>통하다</u>. (   )

6. 이번에 이사한 새집은 거실이 매우 <u>넓다</u>. (   )

지난 주 한자 복습

지난 주에 배운 한자입니다. 훈과 음을 써보세요.

格   冬

終   路

任   注

기출문제정답

스무번째 주

월

▶다음 ( )안에 밑줄 친 한자와 뜻이 반대 또는 상대되는 한자를 쓰세요.
客이 마주 앉아 차를 마십니다. (主)
▶다음 밑줄 친 한자의 독음을 쓰세요. (임)
상품을 생산,판매하는 사람 모두 상품의 품질과 안전에 책任을 져야 합니다.

화

▶다음 밑줄 친 한자어의 독음을 쓰세요.
수업 내용을 注意깊게 듣겠습니다. (주의)
▶다음 밑줄 친 단어를 한자로 쓰세요.
우리 가족은 어제 새로 산 아파트로 입주하였다. (入住)

수

▶다음 밑줄 친 한자어의 독음을 쓰세요.
廣告에 놀이공원이 나와서 우리 모두 한번 가보기로 했다. (광고)

목

▶다음 밑줄 친 부분의 뜻을 가진 한자를 쓰시오.
노란 개나리는 무슨 얘기를 들었나? (黃)
▶다음 한자의 훈과 음을 쓰세요.
角 (뿔 각)

금

▶ 다음 밑줄 친 빈칸에 공통으로 들어갈 한자를 쓰시오.
　__色　__金　__土　→　(黃)

▶ 다음 〈보기〉의 단어들과 관련이 깊은 한자는? (色)
〈보기〉 파랑　노랑　빨강

한자로 문장 채우기 정답

다음 글을 읽고 밑줄 친 부분의 뜻을 가진 한자를 쓰시오.

1. 그는 책장에 책을 가지런히 꽂아 놓았다. (册)

2. 한참을 쉬다가 다시 길을 걷기 시작했다. (再)

3. 이른봄 서울의 대기는 황사 때문에 색깔이 누렇다. (黃)

4. 농사 외에 부업으로 토끼를 기르다. (育)

5. 길이 일방으로 통하다. (通)

6. 이번에 이사한 새집은 거실이 매우 넓다. (廣)

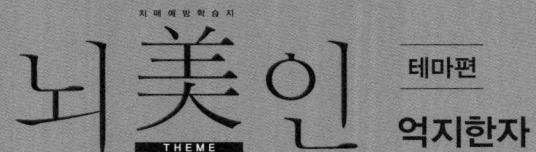

초판 1쇄 발행 : 2023년 4월 15일

지은이 : 조은별, 박종신, 나덕렬

펴낸이 : 나 희 지

출판 디렉터 : 박 종 신

펴낸곳 : 도서출판 뇌미인

출판등록 : 2022년 6월 7일

주소 : 서울특별시 강남구 학동로 309, 3층 301(논현동)

문의전화 : 031-592-2353 / 팩스 : 050-4191-5259

전자우편 : brainbeauty365@gmail.com

인쇄 제본 : 프로아트

ISBN 979-11-979753-0-1

값 27,000원

• 이 책의 전부 또는 일부 내용을 재사용하려면 사전에 저작권자와 도서출판 뇌미인의 동의를 받으셔야 합니다.